中国百年百名中医临床家丛书

王乐亭

主编　王莒生

编者　王麟鹏　程金莲

中国中医药出版社

·北京·

图书在版编目（CIP）数据

王乐亭 / 王莒生主编. -- 北京：中国中医药出版社，2005.6（2025.8 重印）
（中国百年百名中医临床家丛书）
ISBN 978-7-80156-846-5

Ⅰ.①王… Ⅱ.①王… Ⅲ.①中医学临床—经验—中国—现代 Ⅳ.①R249.7

中国版本图书馆 CIP 数据核字（2002）第 052995 号

中国中医药出版社出版
北京经济技术开发区科创十三街 31 号院二区 8 号楼
邮政编码 100176
传真 010-64405721
廊坊市佳艺印务有限公司印刷
各地新华书店经销

开本 850 × 1168 1/32 印张 9.75 字数 227 千字
2007 年 2 月第 1 版 2025 年 8 月第 2 次印刷
书号 ISBN 978-7-80156-846-5

定价 39.00 元
网址 www.cptcm.com

服务热线 010-64405510
购书热线 010-89535836
维权打假 010-64405753
微信服务号 zgzyycbs
微商城网址 https://kdt.im/LIdUGr
官方微博 http://e.weibo.com/cptcm
天猫旗舰店网址 https://zgzyycbs.tmall.com

如有印装质量问题请与本社出版部联系（010-64405510）

出版者的话

祖国医学源远流长。昔岐黄、神农，医之源始；汉仲景、华佗，医之圣也。在祖国医学发展的长河中，临床名家辈出，促进了祖国医学的迅猛发展。中国中医药出版社为贯彻卫生部和国家中医药管理局关于继承发扬祖国医药学，继承不泥古、发扬不离宗的精神，在完成了《明清名医全书大成》出版的基础上，又策划了《中国百年百名中医临床家丛书》，以期反映近现代即20世纪，特别是新中国50年来中医药发展的历程。我们邀请卫生部张文康部长做本套丛书的主编，卫生部副部长兼国家中医药管理局局长佘靖同志、国家中医药管理局副局长李振吉同志任副主编，他们都欣然同意，并亲自组织几百名中医药专家进行整理。经过几年的艰苦努力，终于在21世纪初正式问世。

顾名思义，《中国百年百名中医临床家丛书》就是要总结在过去的100年历史中，为中医药事业做出过巨大贡献、受到广大群众爱戴的中医临床工作者的丰富经验，把他们的事业发扬光大，让他们优秀的医疗经验代代相传。百年轮回，世纪更替，今天，我们又一次站在世纪之巅，回顾历史，总结经验，为的是更好地发展，更快地创新，使中医药学这座伟大的宝库永远取之不尽、用之不竭，更好地服务于人类，服务于未来。

本套丛书第一批计划出版140种左右，所选医家均系在中医临床方面取得卓越成就，在全国享有崇高威望且具有较高学术造诣的中医临床大家，包括内、外、妇、儿、骨伤、针灸等各科的代表人物。

本套丛书以每位医家独立成册，每册按医家小传、专病论治、诊余漫话、年谱四部分进行编写。其中，医家小传简要介绍医家的生平及成才之路；专病论治意在以病统论、以论统案、以案统话，即将与某病相关的精彩医论、医案、医话加以系统整理，便于临床学习与借鉴；诊余漫话则系读书体会、札记，也可以是习医心得，等等；年谱部分则反映了名医一生中的重大事件或转折点。

本套丛书有两个特点是值得一提的：其一是文前部分，我们尽最大可能地收集了医家的照片，包括一些珍贵的生活照、诊疗照，以及医家手迹、名家题字等，这些材料具有极高的文献价值，是历史的真实反映；其二，本套丛书始终强调，必须把笔墨的重点放在医家最擅长治疗的病种上面，而且要大篇幅详细介绍，把医家在用药、用方上的特点予以详尽淋漓地展示，务求写出临床真正有效的内容，也就是说，不是医家擅长的病种大可不写，而且要写出“干货”来，不要让人感觉什么都能治，什么都治不好。

有了以上两大特点，我们相信，《中国百年百名中医临床家丛书》会受到广大中医工作者的青睐，更会对中医事业的发展起到巨大的推动作用。同时，通过对百余位中医临床医家经验的总结，也使近百年中医药学的发展历程清晰地展现在人们面前，因此，本套丛书不仅具有较高的临床参考价值和学术价值，同时还具有前所未有的文献价值，这也是我们组织编写这套丛书的初衷所在。

中国中医药出版社

2000 年 10 月 28 日

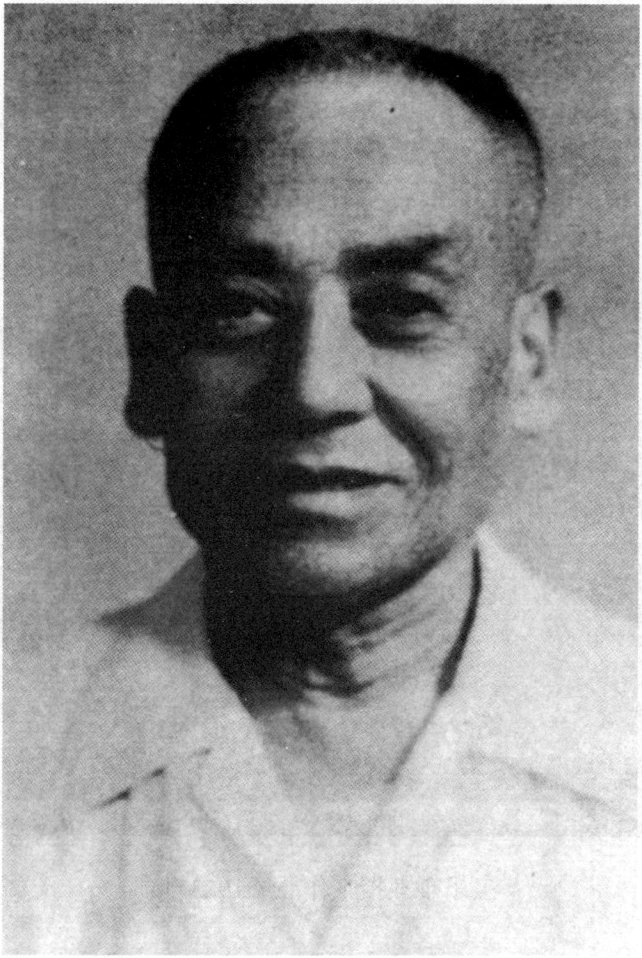

金针王乐亭（1895 ～ 1984 年）

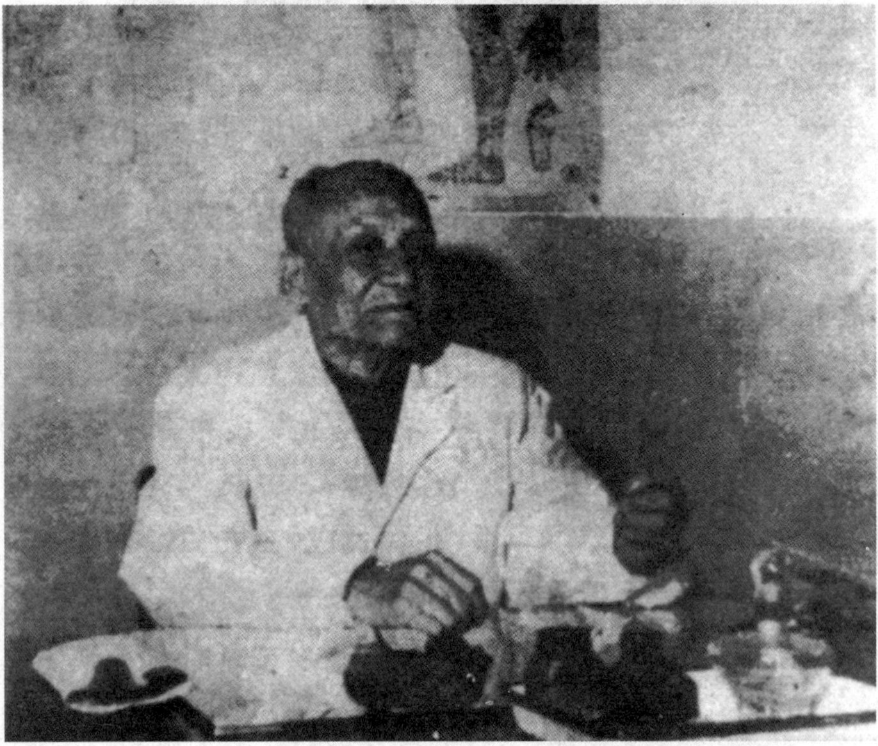

王乐亭教授工作照（1983 年）

编写说明

北京中医医院成立于1956年，是新中国成立后北京市政府成立的第一家中医医院。它汇聚了当时京城内外众多名老中医药专家，王乐亭医生便是其中之一。王乐亭老医生当时已是中医界首屈一指的针灸名家，毅然放弃殷实的收入，响应人民政府的号召，参加了国营的门诊工作，不久即并入我院，担任针灸科第一任主任。

我院针灸科拥有像王乐亭、贺惠吾、夏寿人、贺普仁等众多针灸名家。他们在几十年的临床生涯中，积累了丰富的经验，使针灸科形成了名医荟萃、流派云集的格局和宝贵的针灸学术思想体系，为北京的针灸事业发展做出了重要贡献。我院针灸科经过近半个世纪的发展，现已具有较大的规模，成为国家中医药管理局重点专科、北京市重点学科。

王乐亭教授早年习文，国学底蕴深厚，因偶得六寸银针治疗瘰疬秘法，便与岐黄之术结下不解之缘。青年学医，刻苦研习中医经典又得名师亲授，可谓大器早成。1929年，他通过针灸考试，正式开业行医。由于其疗效斐然，于是民间流传有“南有陆瘦燕，北有王乐亭”之美誉。王乐亭除任北京中医医院针灸科主任之外，还曾任北京第二医学院（现为首都医科大学）教授、北京中医学会理事、北京针灸学会理事、《中医杂志》编委等。他以“金针”起家，通读经典，精于临床，学风正直。他提出的“手足十二针”“五脏俞加膈俞”“督脉十三针”“老十针”等针灸组方在当代针灸处方学发展中具有重要的学术地位，目前仍被广泛应用，极具研究价值。他对针刺技法的注重、透穴的运用等都成为我院针灸科学术特色的组成部分。为了整理、挖掘、总结名老中医的经验，使之发扬光大，20年前我院组织王乐亭教授的弟子和有关针灸专家，在王乐亭教授的亲自指导下编写了《金针王乐亭》一书。它不仅汇集了王老丰富的临床经验，而且在针灸理论上也有许多独到见解。

《金针王乐亭》一书自1984年出版以来，以其内容殷实、临床可操作性强、耐读耐看为著，颇受广大针灸学者的欢迎，一直成为后学者渴求的珍籍，因而早已售罄，现已无处可寻，出现了频繁传抄、复印的现象。为了满足大家的学习要求，弘扬针灸医学，我们对原书按照新的出版要求进行了改编和重新排序，由中国中医药出版社作为《中国百年百名中医临床家丛书》之一出版。以此书作为缅怀王乐亭教授诞辰110周年的纪念，并向我院即将成立50周年献礼。

希望本书能满足广大针灸、中医工作者的需求，对从事针灸临床的同道能有所裨益，对总结和整理针灸名家的经验有所帮助，对针灸事业的发展能有一定的促进作用。欢迎广大同道使用本书并提出批评指正。

首都医科大学附属北京中医医院院长

王莒生

2004年3月

目 录

医家小传……………………………………………（1）
专病论治……………………………………………（5）
瘰疬——六寸金针治疗瘰疬200例临床分析………（5）
中风十三治……………………………………………（18）
治瘫规律初探…………………………………………（38）
急惊风…………………………………………………（60）
咳喘……………………………………………………（62）
头痛……………………………………………………（65）
牙痛……………………………………………………（71）
肩痛……………………………………………………（72）
胃痛……………………………………………………（75）
腹痛……………………………………………………（80）
腰腿痛…………………………………………………（81）
呃逆……………………………………………………（85）
呕吐……………………………………………………（87）
腹泻……………………………………………………（88）
胃下垂…………………………………………………（90）
眩晕（高血压）………………………………………（93）
口眼㖞斜………………………………………………（97）
癔病性瘫痪……………………………………………（103）
中毒性脑病后遗症……………………………………（104）
小儿麻痹后遗症………………………………………（106）

煤气中毒后遗症……（109）
郁证……（112）
脏躁证……（117）
癫狂……（119）
痫证……（122）
淋浊……（125）
癃闭……（127）
遗尿……（129）
痛经……（130）
闭经……（137）
产后血虚颤抖……（142）
产后痿证……（143）
子宫脱垂……（148）
不孕症……（150）
丹毒……（152）
缠腰火丹……（154）
痦瘤……（157）
湿疹……（158）
夜盲症……（159）
阳强、阳痿……（161）
诊余漫话……（165）
临证约法五章……（165）
“老十针”赞……（177）
十全大补汤方与针方……（187）
五输穴选粹……（189）
背俞穴的独特应用……（195）
督脉治验……（202）

华佗夹脊新绘……………………………………………………（210）
透刺与“十二透”…………………………………………………（214）
年谱…………………………………………………………………（223）
附录…………………………………………………………………（227）
穴性配穴……………………………………………………………（227）
验方集锦……………………………………………………………（277）
[附]喂针养针法方 ……………………………………………（298）

医家小传

时光的车轮已经迈进了21世纪，北京城的巨大变化也早已令人不可同日而语。然而稍上点儿年纪的人都还记得那原为清代格格府的红墙绿瓦的北京中医医院——现在的首都医科大学附属北京中医医院，还记得在名医荟萃的针灸科有一位顶尖人物——“金针王乐亭”。

王乐亭先生，生于1895年10月19日，河北省香河县人。说起王乐亭教授，还有着一些带有几分传奇色彩的故事。王乐亭幼时，在京东某农村拜私塾先生乔书阁老师学习汉语，因攻读十分勤奋，遂深得乔师的喜欢。乔之祖父为清代当地的典狱官，曾得一南方犯人的祖传秘法，用六寸针透刺双侧曲池至臂臑穴治疗淋巴结核。然而此秘法却在乔氏家族中白白传了三代，未曾有人付诸实践。乔先生便把它传授给了令他十分喜爱的王乐亭。时值乔氏在京城某首饰楼工作的亲友返里省亲，因患颈淋巴结核数年而屡治未效，闲暇之中曾向乔氏吐诉病患之苦。乔氏遂嘱其亲友返京打制六寸银针一对，准备治疗。乔先生把祖传的针灸秘法悉心口授给当时对医学一无所知的王乐亭，由他用六寸银针给患者治病，针过几次之后，竟奏奇效。患者为答谢乔氏师徒，就将一对银针送给他们。王乐亭就这样拿着一对六寸银针，踏上“针灸行道”的征途。

初学时兴趣比较浓厚，来诊者一律免费接待，义务治疗。由于疗效明显，所以远近数十里的乡亲俚友，凡患“鼠疮脖子”（瘰疬）者均来求治，这样王乐亭也积累了一定的临床经验。

1916年王乐亭考入中国大学学习法律，读了两年大学，他感到毕业后仍无出路，而六寸银针反而会为患者解除痛苦。于是他毅然决然地放弃了上大学的想法，拜四川针灸名师陈肃卿为老师，正式踏上学习针灸的路程。他感到六寸银针仅能治疗一种病证，而系统学习针灸的理论和经验，才能治疗多种疾病。他的针灸老师陈肃卿是祖传针灸的第二代，其父陈丹仙（人们尊称为“陈半仙”）针灸技艺高超，誉满北京城。传到陈肃卿时代，因其针、药并施，技术更加全面，这使王乐亭的眼界大开，学识与技术日益增进。

1929年，王乐亭正式考取针灸“医师执照”，并取得独立开业的许可证。他的主考官是当时著名针灸医师孙祥麟，对他甚为赏识，在王氏登门答谢时，发现孙氏所用针具皆为金针，这对他启发很大。因为他在读书时曾多次读到“以金制针更佳”，但从未见过真正的金针。随即到某金店打制一套金针（包括各种型号的毫针与六寸金针），从此之后，王乐亭开始使用金针，为广大的民众医治疾苦，而且逐渐地获得了“金针王乐亭”的称誉。

王乐亭医生，热爱针灸事业，为了使针灸技艺精益求精，更有效地为广大的患者解除疾苦，他不懈地研读多种医书，从《黄帝内经》《难经》等古典医学著作，到新中国成立后国内各中医学院、中医研究院编著的针灸学讲义、书籍等，种类繁多，不及备述。王乐亭自认为他收益最多的书是《针灸大成》和《黄帝内经》。对于《千金方》《外台秘要》《医宗金鉴》《东医宝鉴》《经穴纂要》《经脉图考》《十四经发挥》等均精心研读，博取众家之长，终于形成了自己独特的经验体系。1956 年他被聘为北京中医医院针灸科主任。曾经担任北京第二医学院（现为首都医科大学）教授、北京中医学会理事、北京针灸学会理事、《中医杂志》编委等。他以“金针”起家，通读经典，精于临床，学风正直。他提出的“手足十二针”“五脏俞加膈俞”“督脉十三针”“老十针”等针灸组方形成于 20 世纪 60 年代，在当代针灸处方学发展中占有重要地位，目前也仍被广泛应用，极具研究价值。他对针刺技法的注重、对透穴的运用等都成为北京中医医院针灸科学术特色的组成部分。王乐亭教授虽已故去，但他对北京中医医院针灸科和北京针灸事业所做出的贡献却有口皆碑，真正实现了王老自己的愿望：为人民做出有益的贡献。

专病论治

瘰　疬

——六寸金针治疗瘰疬200例临床分析

瘰疬相当于西医所谓之淋巴结核，或称结核性淋巴结炎。此症多见于儿童与青年，颈部、胸壁、锁骨上窝、腹股沟的淋巴结均可发生，但以颈部居多。其破溃成疮、皮下窜空流脓、经久不愈者，则称为“鼠疮”；其在颈部破溃成疮者，民间称为“鼠疮脖子”。本病多因肝郁气滞、痰湿凝聚，或素体阴虚、肺肾亏耗、虚火内炽、痰火凝结而致。颈两侧、腋下均为手阳明大肠经、足少阳胆经所过，痰湿阻滞凝结成核，结核累累则为瘰疬。日久痰湿化热内燔，溃腐成脓，或染毒焮发红肿热痛，肉腐成脓，破溃而成疮。王乐亭老医生以其独特的六寸金针，透刺双侧曲池至臂臑为主，取得较好的疗效。兹将200例的临床效果摘要分析如下。

一、一般资料

本组病例共计200例，其中男性58例，女性142例。年龄在10～25岁者79例，26～36岁者75例，37岁以上者46例，说明患者以青壮年和女性居多。其中，病程在半年以内者59例，1～3年以上者66例，3年以上者75例，说明本组病例的病历、病程均较长。症状特点，除局部肿核外，伴有发烧者11例，局部疼痛者39例，伴有气阴两虚证候者53例。

二、治疗方法

（一）六寸金针曲池透臂臑

操作方法如下：

1. 针前循按

针刺前，医者双手托起患者前臂及肘，沿曲池与臂臑之间的联线，顺其经络循行的方向，抚摸皮肤，揉按肌肉，使之经络舒展（图1）。

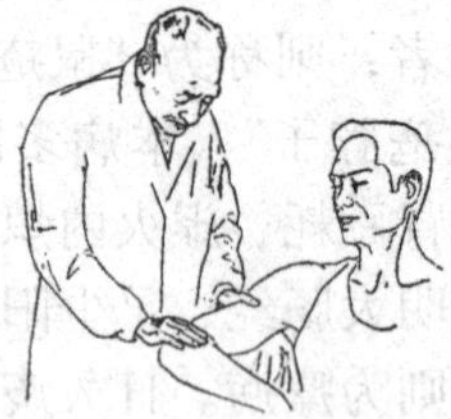

图1　针前循按

2. 指切定穴

（1）患者双前臂屈肘拱胸，坐位。

（2）医生在患者双肘横纹尽处，用拇指爪甲切一“十”字，中心点正对曲池穴（图2）。

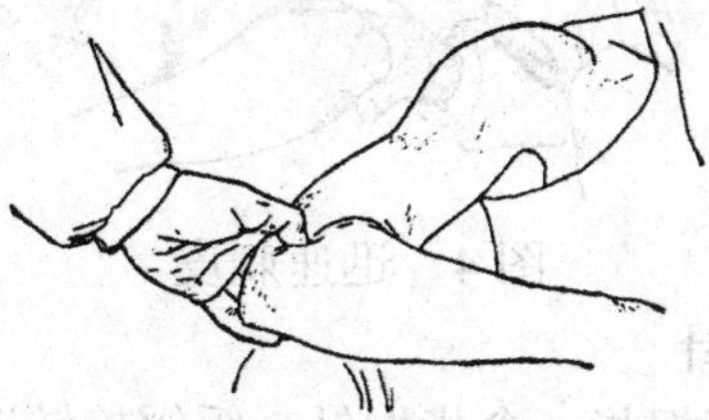

图2　指切定穴

3. 局部消毒

常规碘酒、酒精为曲池穴做局部消毒（图3），并用酒精为医生双手消毒。

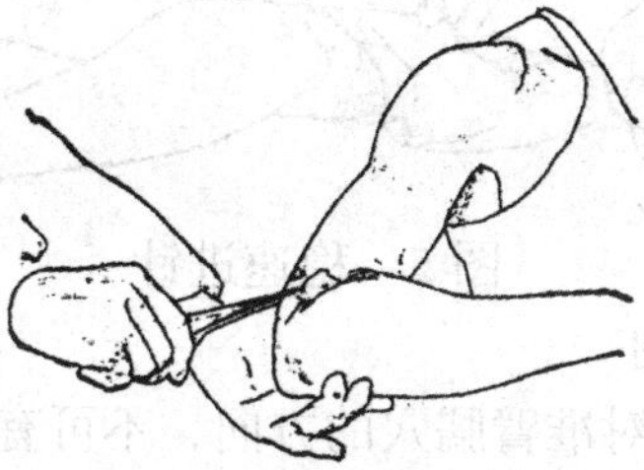

图3　局部消毒

4. 迅速刺皮

（1）医生检查针具（无菌消毒），将针尖蘸少许甘油（无菌）。

（2）医生用右手中指、食指夹住针柄，拇指顶住针的尾端（俗称“针拐”）。

（3）医生右手持针，将针尖触及患者曲池穴，使金针与上臂延长线呈 45° 角，用左手轻抚针体。

（4）按上述姿势迅速刺入皮下 0.5 ～ 1.0cm（图 4）。

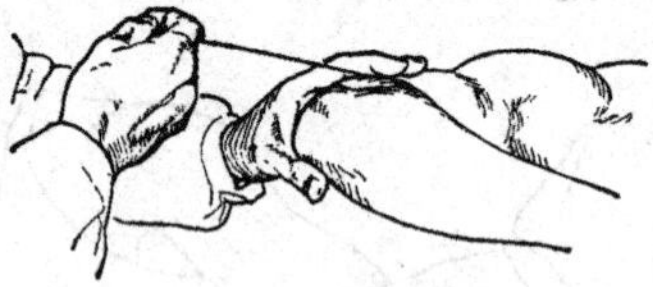

图 4　迅速刺皮

5. 稳速进针

（1）医生用拇指、食指握针，缓缓旋转退针至皮下，并将针卧倒。

（2）沿皮下透刺，速进缓退，以利进针（图 5）。

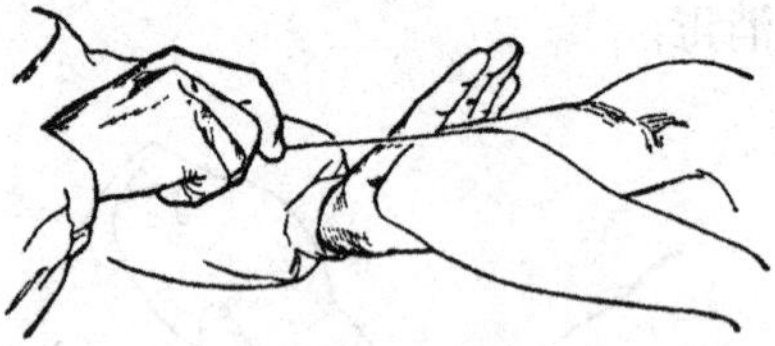

图 5　稳速进针

6. 皮下透刺

（1）将针尖对准臂臑穴的方向，不可有所偏移。

（2）使针体紧贴皮下，要深浅适宜（图 6）。

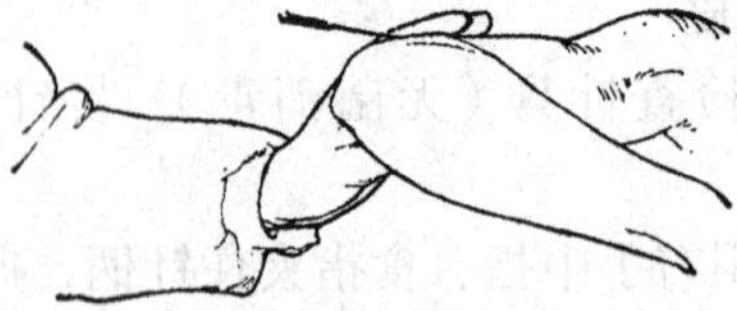

图 6　皮下透刺

7. 透达臂臑

（1）针尖透达臂臑穴，进针终了。

（2）患者以胀感、沉重感为主（图7）。

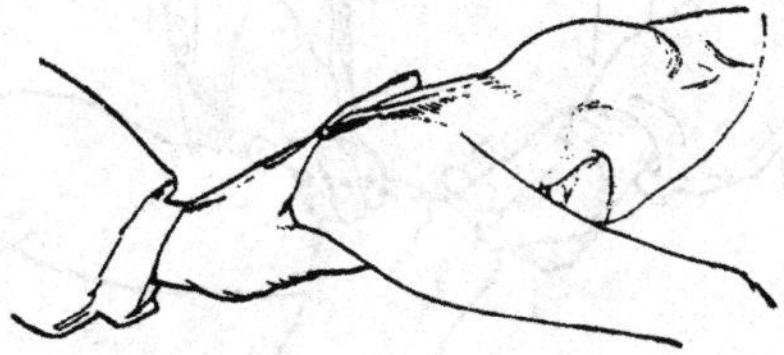

图7 透达臂臑

8. 刮针手法

（1）医生左手抚按曲池穴皮肤处。

（2）右手用拇指指甲反向刮针柄，女性患者6～8次，男性患者刮7～9次，以引气、催气、鼓动经气。

（3）患者有热胀感。

（4）在行针过程中（约15分钟后）再刮针一次（图8）。

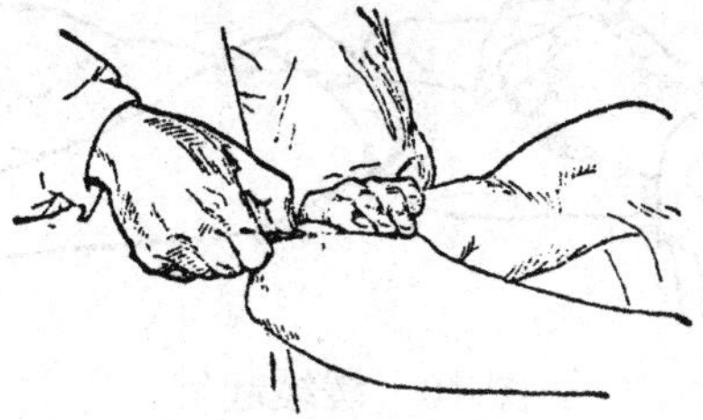

图8 刮针手法

9. 捻针手法

（1）施行捻转补泻手法。局部红肿热痛者用泻法，局部肿硬无红肿者用补法，针体约旋转180°。

（2）在行针过程中（15 分钟后）再捻转一次（图 9）。

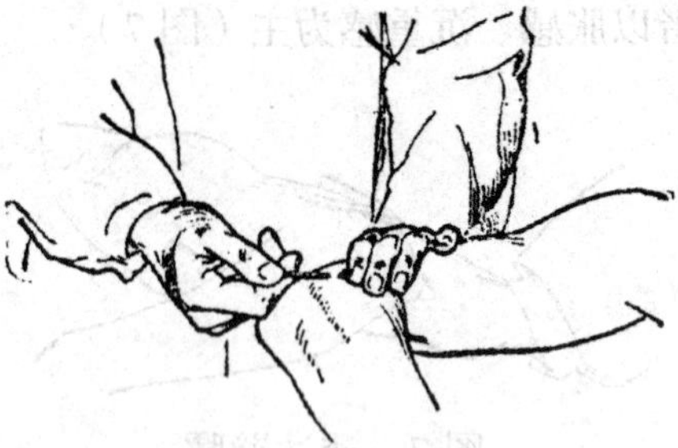

图 9　捻转手法

10. 缓缓起针

（1）行针约 30 分钟后，医生左手持无菌球按压曲池穴。

（2）右手持针缓缓起针。

（3）针起后，指导患者用棉球揉按针孔（图 10）。

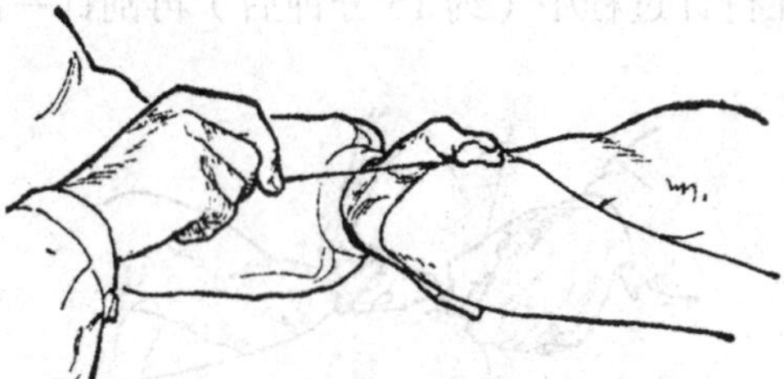

图 10　缓缓起针

（二）辅助治疗

1. 火针

对于病程久、结核肿硬不消或经治后已缩小成硬结者，可以使用火针；对于脓肿已形成欲溃而未溃者，也可使用火针，即所谓火针排脓。操作方法如下。

局部常规消毒后，医生以左手食、拇指将患处硬核固定；右手持针并在酒精灯上烧红，先速刺硬核中心，再于硬核周围刺三四针，将针刺入 2/3 为宜。如以火针排脓，刺后应用手轻轻挤按，以助排脓，出脓后用消毒纱布敷盖伤口（图 11、图 12）。

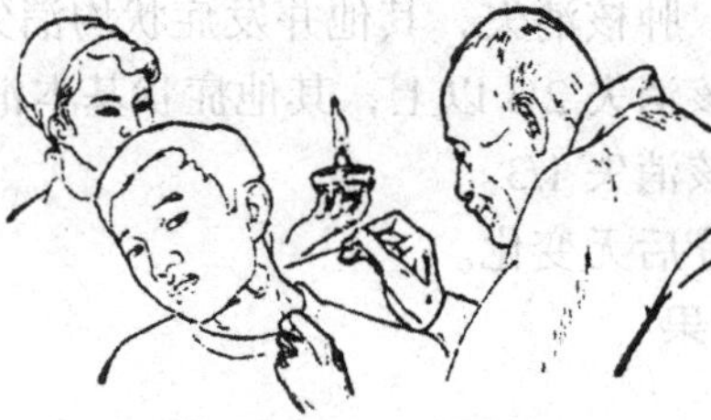

图 11　火针

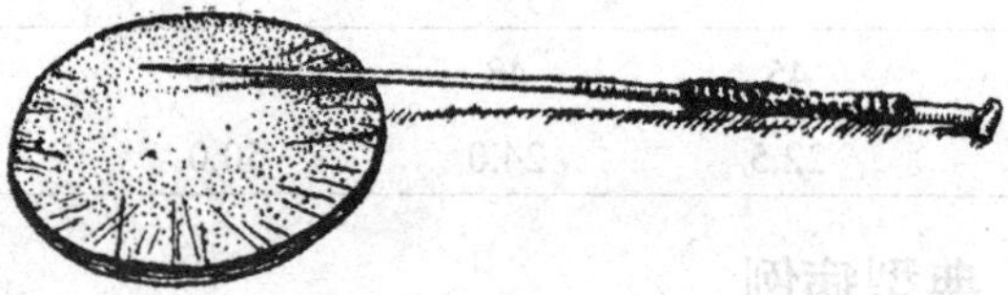

图 12　火针及磨石

2. 艾炷灸肘尖

每次 5～7 壮。多用于瘰疬生于腋下而久治不效者。

三、治疗结果

本组病例，单纯使用六寸金针治疗者 86 例；六寸金针、毫针加灸者 64 例；六寸金针加火针者 42 例；六寸金针加火针排脓者 8 例。

（一）疗程

12 次为一个疗程。治疗 1 ～ 2 个疗程者 56 例，3 ～ 4 个疗程者 74 例，5 ～ 6 个疗程者 54 例，7 ～ 10 个疗程者 16 例。

（二）疗效

1．疗效标准

临床痊愈：肿核消失，其他并发症状均消失。

显效：肿核消失 2/3 以上，其他症状基本消失。

好转：肿核消失 1/3。

无效：治疗后无变化。

2．疗效结果

200 例淋巴结核治疗效果分析表

疗　效	临床痊愈	显　好	好　转	无　效
例	45	48	100	7
%	22.5	24.0	50.0	3.5

四、典型病例

例一：谢某，女，17 岁。病历号：470843。初诊日期：1975 年 4 月 21 日。

患者于 2 年前，右耳后下肿起 2 个硬结，曾经某医院检查诊断为颈淋巴腺结核。经服中药及注射链霉素好转，近 2 个月来突然明显肿大、质硬，按之不痛，推之左右不移动，伴有四肢无力，偶有头痛，性情急躁易怒，纳食尚可，睡眠尚安，二便及月经正常，面色红润，舌质淡，舌尖红，苔薄白，脉沉细而缓。

检查：颈部结核6cm×6cm，腋下结核3cm×3cm。胸透正常。表面皮肤不红，质硬，按之不痛，推之左右不移动。

【辨证】气血凝滞，痰湿聚结，发为瘰疬。

【治法】调理气血，消肿散结。

【处方】六寸金针曲池透臂臑。每周3次。

【手法】泻法。

治疗经过：针治5次后，检查腋下淋巴结核缩小至2cm×2cm；颈部结核变软，分散为3个肿核。1975年5月18日颈部结核消散如蚕豆大。1975年5月22日，颈部和腋下的结核已基本消失，临床痊愈。追访两个月，未见复发。

例二：王某，女，27岁。初诊日期：1967年7月。

患者左侧颈部患淋巴腺结核一年。初起于感冒发烧，左侧颈部、耳后下方肿起，约蚕豆样大，经检查诊断为淋巴腺结核。服西药及注射链霉素效果不显。近一月来，突然发展，肿起如核桃样大，伴有发烧。左侧上肢抬举不利，颈项活动不便，精神不振，食纳减少，二便及月经尚属正常。

检查：局部肿块4cm×3cm，有轻微压痛。面色黄，身体消瘦。舌质淡红，苔白，脉沉细数。

【辨证】气血凝滞，痰湿聚结，发为瘰疬。

【治法】调理气血，消肿散结。

【处方】六寸金针曲池透臂臑。每周3次。

【手法】泻法。

治疗经过：针刺6次后，局部肿核已见消一半，但上肢活动仍觉不利。针刺12次后，核红肿完全消失，上肢活动自如；仍以六寸金针加足三里、合谷、太冲调理脾胃，疏肝解郁。针刺28次后，局部肿核全部消失，其他症状已全消除。再针 2 次。共针刺 30 次，获临床痊愈。

例三：朱某，男，25 岁。病历号：470394。初诊日期：1975 年 3 月 22 日。

患者胸骨上凹淋巴腺结核，于 6 年前手术切除。近 2 个月来，突然于原位肿起如鸡卵大肿块。肿硬疼痛，经服西药及注射链霉素未效。近几天来左侧腋窝下又发现如栗子样肿块。自觉胸闷气短，口干而渴，小便量少，食纳尚可，每天下午有低烧。过去有肺结核史。

检查：胸骨上凹肿块 4cm×4cm，皮肤红肿紫暗，有压痛。患者面色晦暗，身体消瘦。舌质红，舌面有龟裂，苔褐色，脉弦细数。

【辨证】肝郁气滞，痰湿凝滞。

【治法】疏通气血，消肿散结。

【处方】曲池透臂臑，六寸金针透刺。

【手法】泻法。

治疗经过：经治两个疗程后，局部肿核渐消，但皮肤发红明显。遂用火针排脓 4 次。经治 3 个疗程后，低烧已退，压痛减轻，口渴已减，胸闷气短减轻。面色黄白，精神好转。经治 4 个疗程后，局部肿核已完全消失，疮面愈合，舌苔薄白，体重增加。继以中药养阴健脾之剂调理善后，停针观察，未见复发。

例四：施某，女，32 岁。病历号：345318。初诊日期：1964 年 4 月 23 日。

两侧颈部瘰疬已 8 年之久。8 年前发现两侧颈部各起一硬结，如黄豆粒大，无疼痛。经某医院检查诊断为淋巴腺结核，服抗结核药未能控制其发展，结肿逐渐增大，开始有胀痛感觉，胃纳欠佳，大便干燥，尿黄。

检查：两颈侧结核5cm×4cm，皮肤漫肿，两侧颌下皮色暗红。胸透正常。面色萎黄，舌质暗红，无苔，形体消瘦，脉沉弦。

【辨证】气阴两虚，痰湿凝聚。

【治法】调理气血，消肿散结。

【处方】曲池透臂臑，六寸金针透刺。

【手法】补法。

治疗经过：针刺3次后，两侧颈部漫肿消退。针刺6次后，右侧结核缩小，左侧变软。治疗两个疗程后，右侧结核已完全消失，左侧结核缩小2/3。治疗三个疗程后，两侧结核全部消失。继续针刺5次，以巩固疗效，临床痊愈。

例五：刘某，女，26岁。病历号：449399。初诊日期：1964年8月31日。

患者右腋下肿块已2年余，按之不痛，初起仅觉右臂不适，腋窝发胀，经某医院检查，诊断为腋淋巴腺结核，口服及注射抗结核药未效。溃破约4个月后，疮面才愈合。1964年年初，又肿起结核10余个。6月份手术切除两个淋巴结，诊为淋巴结核无疑，但疮面3个月仍不愈合，食纳差，月经不调，二便正常。

检查：腋下肿核4～5个连结一起，大者如鸡卵，小者如豆粒，按之坚硬；两处疮面，一处3cm×3cm，一处3cm×2cm，均未愈合，周围皮肤紫红色，有少量脓性分泌物。患者痛苦病容，面色㿠白，舌苔薄白，舌质淡红，脉沉细。

【辨证】气血两亏，余毒未尽。

【治法】调理气血，生肌长肉。

【处方】曲池透臂臑，六寸金针透刺。

【手法】补法。

治疗经过：第一疗程后，结核见消，疮面也缩小。第二疗程后，结核缩小，疮面已愈合结痂。第三疗程后，结核已大部消失，仅存有 3 个豆样结核，因其已缩小，故很坚硬。再配合火针。第四疗程后，结核消失，为巩固疗效，再针一个疗程，临床痊愈。

例六：何某，女，31 岁。初诊日期：1966 年 3 月。

患者于两年前发现左颈耳后起一枣样大小之肿核，逐渐增大。经某医院 X 线透视及检查，诊断为颈部及肺门淋巴腺结核，曾服中西药未效。自觉颈部发胀，精神疲倦，伴有头晕，下午低烧，食纳较差，大便干燥，2 ～ 3 天一行。月经周期正常，但量少色淡，白带多。

检查：颈部肿块 3cm × 4cm，质硬，推之移动，有压痛。患者面黄体瘦，舌质淡红，苔白，脉沉细。

【辨证】气虚血亏，痰湿凝聚。

【治法】调理气血，消肿散结。

【处方】曲池透臂臑，六寸金针透刺。每周 3 次，12 次为一疗程。

【手法】补法。

治疗经过：第一疗程后，颈部淋巴结核变软、缩小，疼痛已减。第二疗程后，颈部淋巴结核消减为 2cm × 1cm，质软，有时头晕。第三疗程，颈部淋巴结核缩小，如黄豆粒大，加用火针 3 次。第四疗程后，结核完全消失，胸透肺门淋巴腺结核亦消失，临床痊愈。

例七：李某，男，35 岁。初诊日期：1967 年 12 月。

患者两年前初觉腹部胀痛，经某医院检查诊断为肠系膜淋巴腺结核。经用抗结核药物治疗，症状有所减轻。近三个月来左腹部胀痛加重，伴有低烧、倦怠、纳差，头晕目眩，睡眠较差而易醒，心悸健忘。大便干，2～3天一行。

检查：腹部脐下偏左侧可扪及肿块，如核桃大，质硬，推之移动。患者面黄体瘦，舌质淡，苔白腻。

【辨证】气阴不足，痰湿凝聚。

【治法】调理气血，消肿散结。

【处方】曲池透臂臑，六寸金针透刺。配合老十针，局部加灸。

【手法】补法。

治疗经过：第一疗程后，腹胀、失眠、心悸均减轻，局部结核如故。第二疗程诸症大减，腹部肿核按之缩小。第四疗程，失眠、头晕消失，腹部肿核继续缩小。第六疗程后，精神好转，局部结核逐渐缩小。第八疗程后，诸症消失，局部肿核已不能触及。又去原来医院复查，称肠系膜结核已消失。为巩固疗效，继续针刺两疗程，共计治疗10个疗程，临床痊愈。

五、曲池透臂臑的治疗作用

根据王乐亭老医生几十年来的实践经验，以及比较系统地观察了200例患者，用金针刺曲池透臂臑治疗瘰疬的疗效是比较肯定的。从所举的典型病例中也可以看出，此法对于颈部、腋下、胸骨上凹、腹股沟部、肠系膜部的淋巴结核都有疗效。可以初步认为：金针刺曲池透臂臑的治疗作用并非局部取穴的局部效应所能完全解释的。历代有关针灸的文献关于针刺曲池、臂臑治疗瘰疬的记载不多。从我们手头所查到的书籍中，唯有《类经图翼》中记载针刺“曲池……主治瘰疬、喉痹、不能言……”，针刺“臂臑主治臂痛无力，寒热瘰疬，颈项拘急”。“五里主治……寒热瘰疬”。《百证赋》

中说：针刺臂臑“兼五里，能愈瘰疬”。可见针刺曲池、臂臑能治瘰疬有一定的理论根据，而且采取透刺的手法，一针可担曲池、五里、臂臑三穴，都有主治瘰疬的功能。王乐亭老医生的体会是：曲池、五里、臂臑穴，均为手阳明大肠经穴，而手阳明大肠经，起于食指桡侧，行于上肢外侧，经肩胛颈侧至鼻旁，因其“经脉所过，主治所在”，以针刺之，对其经脉所过的硬结肿核能气血流行、疏通、化散。另外，手阳明大肠经与手太阴肺经相表里，故针之能间接调理肺气；肺主气，功能散精输布，如同雨露之溉。阳明经又为多气多血之经，所以，针曲池透臂臑旨在肺经、大肠经同调，功能宣气行血，疏通经络，逐瘀散结，化腐生肌；其所以能够治疗瘰疬者，完全是从调整机体的整体和脏腑气血功能入手，并依靠其经脉之所过而治之。至于对肠系膜淋巴结核之所以能够奏效，也是由于肺经可以“下络大肠”之故也。

总括而言，王乐亭老医生继承了我国针灸学的部分遗产，并在临床上有所创新，积累了丰富的实践经验，治愈大量瘰疬患者。他的这一独特经验，已经引起国内外医学界的极大重视。

中风十三治

中风，是以猝然昏仆，不省人事，伴有口眼㖞斜，语言不利，半身不遂，或未曾昏仆而以㖞僻不遂为主证的疾病。有关中风的记载始于《内经》，如大厥、薄厥以及偏枯、风痱等。后世医家也多有所论述，在唐、宋以前多以“外风”学说为主。《金匮要略》以邪中浅深、病情轻重而分为中络中经、中腑中脏。唐、宋以后，则以“内风”立论，并且众说纷纭，各言其一而又各持己见。因此，对其病因病机及分类分型很难统一。概括起来，本病多因虚、火、风、痰、气、血而致。由外邪侵袭而引发者称为外风，或称真中风（真中）；无外邪侵袭而发病者称为内风，或称类中风（类中）。王乐亭老医生基本上遵照《金匮要略》的分类方法，并结合现实针灸门诊的具体情况，大致分为三类：①中脏腑，主要见有神志病候，突然昏仆，不省人事，且有闭证、脱证之分，醒后遗留偏瘫等症，抢救方法也有不同。②中经络，无神昏见证，而突然发病，或者是神昏苏醒后，只有手足麻木，肌肤不仁，半身不遂，语言不利，口眼㖞斜，口角流涎等症者。因其证候相同，故治法也相同，仅仅是病情轻重的差别。③后遗症，一般病程稍长，历经上述二期，经针治或未针治，后遗偏瘫、口眼㖞斜、语言謇涩以及气血虚衰、脾胃虚弱等证者最为多见。这样的分类便于针灸医师临床掌握，治疗方案也比较容易拟定。王乐亭老医生治疗中风的经验如下。

一、中风十三治法

（一）牵正刺法

适用于外风中于络脉，病情轻，病程短，症见半侧面部、皮肤肌肉麻木或不仁，口眼㖞斜，口角流涎，漏水，流眼泪，咀嚼不利等。

处方：水沟　承浆　地仓　颊车　颧髎　阳白　四白

大迎　合谷

功用：祛风牵正，通经活络。

本方即治疗口眼㖞斜验案一节所述之“牵正方”。由于它们局部症状相似，所以采用的方法是一致的。然而口眼㖞斜相当于面神经麻痹，属于周围神经疾病；而中风后的口眼㖞斜，是脑血管病变的后遗症。两者西医的病因、病理变化是截然不同的。但从中医外风致病因素来看，王乐亭老医生认为属于异病而同证，故可同治。所以，列此刺法专门针对面部局部证候，并将此法组合于中风十三治之中。

（二）牵正透法

对于中风后遗口眼㖞斜、日久重症、久治不愈的患者，可采用透刺法，以加强刺激量和增强治疗作用，定名为“牵正透刺方”。

处方：阳白透鱼腰　攒竹透丝竹空　四白透承泣　风池透风府　太阳透颧髎　禾髎透巨髎　地仓透颊车　曲池　合谷

功用：通经活络，祛风牵正。

透刺的作用主要在于加强治疗作用（详见“诊余漫话”“透刺与十二透”一节）。

（三）手足十二针法

本方是根据手足部五输穴精选而组成，为治疗半身不遂的首选方。

处方：曲池　合谷　内关　阳陵泉　足三里　三阴交

功用：通经活络，调气和血。

本方不但是治疗半身不遂的首选方，而且也可用于治疗高血压病、瘫痪、痹证以及其他虚弱病证等（详见“诊余漫话”中“五输穴选粹”一节）。

（四）纠偏法

适用于半身不遂、风阻经络、偏侧瘫痪，采用患侧的穴组，以通调气血，祛风通经。定名为纠偏方。

处方：百会　风府　风池　肩髃　曲池　合谷　环跳　委中　阳陵泉　悬钟　太冲

功用：通经活络，舒筋利节。

方中取督脉的百会、风府以祛风通经；胆经的风池、环跳、阳陵泉、悬钟；阳明经的肩髃、曲池、合谷；膀胱经的委中；肝经的太冲。阴阳协调，表里相配，通达上下，调和阴阳气血，疏通经络，以促进患侧肢体功能恢复。

（五）十二透刺法

适用于半身不遂、病程日久、偏侧肢体废痿不用而功能恢复较慢者（详见“诊余漫话”中“透刺与十二透”一节）。

处方：十二透刺方。

肩髃透臂臑　腋缝透胛缝　曲池透少海　外关透内关　合谷透劳宫　阳池透大陵　环跳透风市　阳关透曲泉　阳陵泉透阴陵泉　绝骨透三阴交　丘墟透申脉　太冲透涌泉

功用：通经活络，舒筋利节。

（六）开闭醒神法

适用于中风神昏窍闭（即所谓中脏腑）者，相当于脑血管病变的卒中期。醒神开窍，以促苏醒和恢复神志。

处方：

1. 首用：三棱针刺百会、四神聪放血；或手足十二井放血。

2. 继用：针刺人中、承浆、风池、风府、合谷、劳宫、太冲、涌泉。

功用：醒神开窍。

患者猝然昏倒，不省人事，㖞辟偏废，口噤，面赤，手握，二便闭阴，息粗痰声，属于中医闭证范围。王乐亭老医生治疗此类危急病候，则以放血疗法为主。他所惯用的放血有三棱针放血、毫针点刺放血两种。前者放血量大，适用于实证热证；后者放血量少，适用于虚证瘀证。三棱针放血主要用于中风闭证、热盛窍闭、晕厥、血瘀、疼痛等实证。本方中所用百会、四神聪放血，功能为清脑醒神开闭；十二井放血功能为泄热、平肝、祛痰。处方1适用于病情危急作为抢救之用。处方2醒神开闭，功能持续而稳效，是他对于一般神昏所惯用的苏醒方，其功能为滋肾水、清心火、醒神开窍。王乐亭老医生体会：劳宫、涌泉二穴合用，具有清心泄热、安神定志之功，颇有中药牛黄清心丸之效。

（七）回阳固脱法

此法适用于神昏仆倒，目开口张，面色苍白，手撒遗尿，鼾睡痰鸣，汗出淋沥，四肢厥冷，脉微欲绝之脱症。

处方：神阙（灸） 气海 关元（灸） 百会 内关 足三里 涌泉

用炒盐将肚脐填平，上盖姜片，用大艾炷灸数十壮或百壮，并灸气海、关元，然后再针百会、内关、足三里、涌泉。

功用：回阳固脱。

此类患者目前多在西医院进行抢救，门诊使用机会较少。

（八）督脉十三针法

督脉能总督一身之阳。半身不遂阴阳偏废，气虚血亏，针刺督脉振奋诸阳，以期阳生阴长，有利于偏瘫者恢复正常和整体机能的改善。

处方：百会　风府　大椎　陶道　身柱　神道　至阳　筋缩　脊中　悬枢　命门　腰阳关　长强

功用：补阳益气，填髓健脑。

督脉十三针方，不但适用于中风半身不遂，也可用于其他瘫痿证、癫狂痫、痹证等（详见“诊余漫话”中“督脉治验”一节）。

（九）治背俞法

此法适用于中风后遗半身不遂日久，五脏虚损，气血两亏，阴阳两虚，神疲肢痿等虚弱证候。

处方：五脏俞加膈俞方：肺俞　心俞　膈俞　肝俞　脾俞　肾俞

功用：调气和血，调理阴阳。

本方除用于半身不遂外，也可用于虚损、不寐、遗精、癫狂痫、月经不调、脏躁、咯血、便血等病证（详见“诊余漫话”中“背俞穴的独特应用”一节）。

（十）老十针法

适用于半身不遂、肠胃不和、食少纳呆、脘腹胀满或嗳气吞酸、呃逆时作等。

处方：老十针方：上脘　中脘　下脘　气海　天枢　内

关　足三里

功用：调中健脾，理气和血，升清降浊，调理胃肠。

本方重在调理脾胃，治在后天，应用范围较广（详见“诊余漫话”中“老十针赞”一节）。

（十一）治任脉法

任脉为阴脉之海，其意义在于补阴济阳，疏通气机，开胸宣肺，升清降浊，调理肠胃。用于中风半身不遂，取其调和阴阳与调理肠胃之功。适用于半身不遂、脾胃不和、湿聚生痰、痰涎壅盛或痰湿缠绵不愈者（详见“治瘫规律初探”及“淋浊”）。

处方：任脉十二针方：承浆　廉泉　天突　紫宫　膻中　鸠尾　上脘　中脘　下脘　气海　关元　中极

功用：补阴济阳，调和肠胃。

（十二）治六腑俞法

选用六腑俞，其意义与五脏俞加膈俞相似。六腑属阳，以下降为顺，泻而不藏，功主受纳，腐熟运化，输转水谷之精微，传送糟粕，通调三焦气化，通利二便。六腑不通则腑气郁滞，轻者上逆作呕，重则痛、呕、胀、闭四证俱悉，而上下不通矣。中风后遗半身不遂，病程日久，特别是胃肠功能失调，后天失于荣养，二便功能障碍，气血脏腑功能日衰，取六腑俞穴与其募穴、俞募配合，相得益彰。

处方：六腑俞方：胆俞　胃俞　三焦俞　大肠俞　小肠俞　膀胱俞

功用：运化水谷，调理六腑。

六腑俞的功能也比较广泛，除用于半身不遂、六腑功能衰弱、胃肠失调、饮食二便功能障碍外，也可用于治疗脾胃虚寒、停饮蓄食、胃脘痛、湿热泄利、呕吐呃逆等六腑不和所引起的病证。

（十三）刺募法

所谓刺募法，是指针刺脏腑募穴的法则。而脏腑募穴方的制定，其根据是募穴为五脏六腑的内部精气在胸腹部聚集之处。募穴均分布在胸腹部，其位置是以脏腑的部位而定，并不局限于本经，因此，募穴与脏腑的部位更为接近。在脏腑发病时，或为顽疾，脏腑功能日衰，久治不愈，即可选用脏腑募穴。正如《素问·奇病论》所说："胆虚，气上溢而为之口苦，治以胆募穴。"治疗中风时，王乐亭老医生所选用的脏腑募穴如下。

处方：中府　膻中　巨阙　期门　章门　天枢　中脘　关元　中极

功用：调理脏腑，益气和营。

对于中风日久，气血不调，脏腑功能日衰，精血、气阴虚亏者，为了调整全身机能，除选用上述有关法、方外，尚可采用刺募法，以调理和促进脏腑的功能。方中属于脏募的有：中府为肺之募，功能为补肺气，以促气化；巨阙为心之募，功能为调心神补心气；膻中为心包之募，又为气之会，功能为补心气和营血；期门为肝之募，功能为补肝血养肝阴，柔筋缓急；章门为脾之募，五脏所会，功能为统血而补五脏，润宗筋。属于腑募的有：中脘为胃之募，六腑之会，功能为受纳腐熟水谷，供应气血化生之源而润濡宗筋；天枢为大肠之募，功能为调理大肠，通利二便；关元为小肠之募，功能为培元固本，调气回阳，泌别清浊以助膀胱气化；中极为膀胱之募，任脉之会，功能为助膀胱气化通利小便。

刺募法不但可用于中风后遗症，半身不遂，也可用于治疗截瘫，主要适用于病程日久、脏腑功能虚弱等证。也可用于肝气横逆、胃失和降所引起的呃逆、胁痛、腹胀，以及久泻久痢、脾肾阳虚、运化失职、二便不固，旨在温肾暖脾、固肠止泻，通利肝胆湿热，以及癔病、虚损劳伤等证。

二、中风十三治的临床应用

王乐亭老医生临床所使用的中风十三治法，已如前述。根据本病的发病情况，具体治疗方案如下。

（一）中脏腑

中脏腑乃危急重症，其主要表现是突然昏仆、不省人事。其中又有闭证、脱证之分。

闭证以邪实为主，属于实证，治宜祛邪为主，可急用：

1．开闭醒神法：除上述证候外，尚见躁动不安，面红赤，痰热盛（血压偏高）。可取百会、四神聪放血。清醒后刺曲池、足三里而收尾，或投以牛黄清心丸，嘱次日随诊。

2．手足十二针法：次日苏醒后，针刺手足十二针加百会、风府。维持一疗程。

3．次日若见意识朦胧，神志不清，而血压偏高时，可用手足十二井放血，或加人中；刺后不效时，则用劳宫、涌泉毫针点刺放血，直到清醒。

脱证用回阳固脱法。

（二）中经络

患者手足麻木、肌肤不仁，或突然口眼㖞斜、语言不利、口角流涎，甚则半身不遂或为中脏腑后神志已清醒，但见上述证候者，可根据下述具体情况分别制订治疗方案。

若见血压偏高者，仍可用手足十二井放血；若血压不高，即可用手足十二针法，5～6次后，加用纠偏法5～6次，然后根据病情选用其他法、方。若见二便失控、脾胃运化功能恢复较差，则用“老十针方”；若见痰盛，则用刺任脉法，方选“任脉十二针”。

（三）后遗症

中风病常见有半身不遂、语言不利、口眼㖞斜等后遗症。对于中风后遗诸症，首先选用手足十二针法、方。

若见血压偏高，则加百会、风府、太冲。

若血压正常，则用手足十二针加百会、风府。语言不利者加金津、玉液放血（图13、图14、图15）。若见口眼㖞斜则配合用牵正透刺法。在治疗期间，适当加用纠偏法5～6次，然后再用手足十二针法。若兼见纳差、胃呆、二便失控，则加用老十针方。若病程日久，超过3个月或更长时间来诊者，一般体质衰弱，饮食不佳，则首选老十针方以调理整体机能；若见肢体废痿无力，肢凉怕冷，则用督脉十三针法，以调理督脉，促进阳气上行下达；行路不稳时，也可加用“王氏夹脊”穴方；若病程超过半年以上，手臂屈曲不伸，足废痿而踝屈曲者，则选用二透穴法5～6次后，再与手足十二针交替使用；若见二便障碍，则选用六腑俞方；体弱气少，语言低怯，精神萎靡不振者，可选用五脏俞膈俞方。

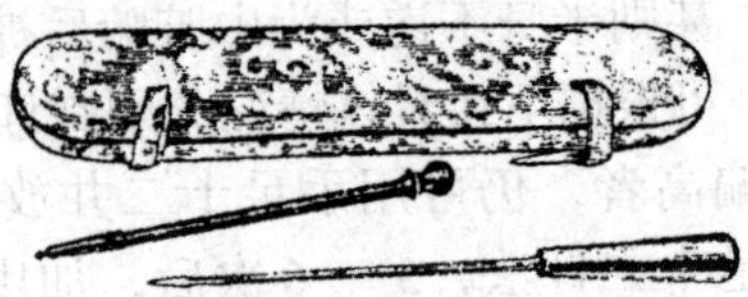

图 13　放血所用长三棱针

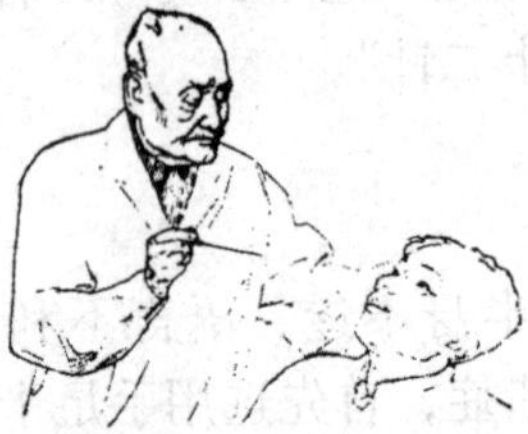

图 14　金津、玉液放血时患者体位

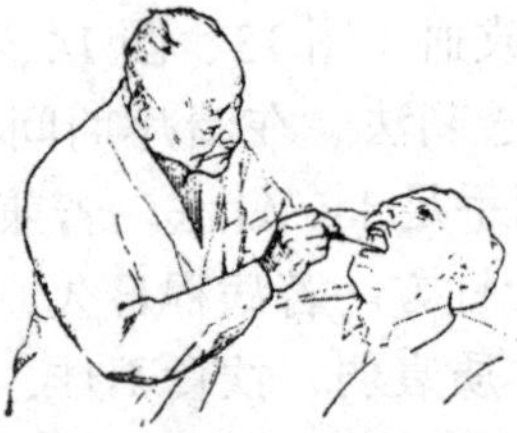

图 15　金津、玉液放血姿势

对于以上各种情况，经过合理的选方配穴，按一定的疗程制订治疗方案，最后均以老十针方调理整体而收功。

三、几点体会

通过大量的临床实践，王乐亭老医生已经摸索出一套比较完整的治疗法、方，并突出以下三点体会。

（一）“治风先治（经）气，气行风自熄”

对于中风的治疗，他首先重视经气的通顺，不论有无外风或是单纯内风所致，详审其病机均由于内外风邪与痰热、湿、瘀相搏结阻于经络，经络不通利则肌肉筋脉失养，以致废痿不用。所以，均应以治理经气为主，实际就是通经活络。经气不通又可分为虚实两类。实者宜通。中风初期实证居多，后期则虚证屡见。所以，上述十三治法基本观点着眼于调理气血，疏通经络。常言道：“气为血之帅，气行则血行”，针刺治气通经，是其主要功能，经气舒畅则血脉得以流通，血脉流通则筋肉得养，关节滑利。表面上看起来似乎与“治风先治血，血行风自灭”有些矛盾。但是，从针刺这一特殊治疗手段来看，针刺之后首先要求得气，得气的目的即在于治气，并通过补泻手法引动经气畅行，以气帅血，气行血活则风自熄灭。所以，“治风先治气，气行风自熄”，是在针灸这一特定的治疗手段的前提下，对于“治风先治血，血行风自灭”的发挥和补充。

（二）气血脏腑调，牵正与纠偏

从王乐亭老医生针刺治疗中风的全部方案来看，他比较重视气血、脏腑机能的调整。例如手足十二针法、督脉十三针法、治背俞法、老十针法、治任脉法、治六腑俞法、刺募法等，在十三法中占据七法，而且各有侧重。在治疗时又以手足十二针为首选方，适用于各种类型的患者，并要求健侧患侧同治。从学术观点上立足于整体，同时局部病损也给予足够的重视。例如牵正法、纠偏法的应用，也都是在于通达面部和患肢的气血经络，使之肌肉筋脉得以濡养而恢复其功能。

（三）整体机能观，阴阳肾元固

由于中风的发病年龄多为40岁以上，肾气已衰，阴虚阳亢，为其发病的主要病机。所以，在调理整体机能的前提下，应当突出对于肾元的固护。王乐亭老医生经常要患者注意摄生，忌房事等，同时在治疗施术时也极其注意对于整体阴阳的平调，也就是对于肾阴肾阳的固护，这是要点之一。

四、病案举例

例一：赵某，女，65岁。初诊日期：1965年10月6日。

患者于2年前曾患高血压症，左侧半身不遂。经针灸治疗肢体活动恢复。当日下午突然神昏不语，右侧肢体麻木不仁。平素情绪急躁，食纳，睡眠尚可，大便秘结，小便正常。舌苔（无），脉浮弦。

【辨证】血亏肝热，虚风内动，发为中风。

【治法】平肝息风，补益气血，通经活络。

【处方】先刺手十二井出血，再针百会、人中；手足十二针方，留针30分钟。

【手法】泻法。

治疗经过：经针4次，神志清醒，语言逐渐恢复，搀扶能行动，大便已解。继针百会、人中、手足十二针方4次，肢体活动恢复正常。

例二：李某，男，70岁。初诊日期：1959年春季。

素有高血压病史（血压经常在200/120mmHg以上），夜间突然头晕、目眩尤甚，手足发凉，心慌意乱，胸闷气短，伏枕不能动。患者体胖，肩宽项短，左关脉弦实，尺沉伏，右关脉弱而无根。血压220/130mmHg。

【辨证】肾阴亏损，肝阳上亢，欲发卒中。

【治法】平肝降逆，宁心安神，引血下行。

【处方】先用三棱针刺百会、四神聪出血，再刺手十二井出血，继刺手足十二针。

【手法】泻法。

治疗经过：针后病情稳定，卒中未发。

例三：郑某，男，65岁。病历号：605205。初诊日期：1977年10月17日。

患者于5天前早晨6点起床时，发现左侧半身活动失灵，左侧面部及上肢麻木，下肢软弱，不能行走；视物模糊不清，口流涎水，语言不清；头痛如割，夜间为重；食欲尚可；大便干燥，3～4日未解；夜尿频数。舌质红，苔微黄，脉弦细数。曾服中药，疗效不显。

【辨证】阴虚肝旺，肝风内动。

【治法】养阴平肝，镇肝熄风。

【处方】手足十二针方：曲池　合谷　内关　阳陵泉　足三里　三阴交　加风府　百会

每周3次。

【手法】先补后泻。补其健侧，泻其患侧。

治疗经过：经针治3次，头痛减轻，大便通畅，搀扶已能行走。手足浮肿，舌质正常，脉弦滑。血压140～170/80～100mmHg。按原方隔日1次，再针7次，左侧上下肢活动已恢复，步履有力，浮肿消失。以后经随访，不但生活自理，而且能承担一般家务劳动。

例四：候某，男，60岁。病历号：605533。初诊日期：1976年8月7日。

患者左侧半身不遂已七月余。患侧臂痛挛急，仅能抬至胸部，手指不能屈伸，下肢走路困难，需要别人搀扶。食纳正常，二便自调。血压160/90mmHg。舌质淡润，苔白，脉沉细。

【辨证】气血两虚，筋脉失养。

【治法】补益气血，舒筋活络。

【处方】十二透刺方：肩髃透臂臑　腋缝透胛缝　曲池透少海　外关透内关　合谷透劳宫　阳池透大陵　阳陵泉透阴陵泉　绝骨透三阴交　丘墟透申脉　太冲透涌泉　环跳透风市　阳关透曲泉

每周3次。

【手法】先补后泻。

治疗经过：经针5次，上肢疼痛未作，挛急缓解，下肢力量增加，抬腿较前有进步。舌苔薄白，脉弦细。血压150/90mmHg。继用前方针刺10次，能够扶拐杖在室内行走，手指屈伸也有所恢复，能够用力持物。又继续针10次，不用扶拐能行数10米，上肢能抬至平肩，手能持物料理一般生活。

例五：张某，男，51岁。门诊号：605073。初诊日期：1977年9月27日。

患者素有高血压史，左半身不遂已四月余。今年5月因外感引起头晕、头痛，继而左侧肢体活动不灵活，次日起床时，左侧半身瘫痪，经某医院检查，诊为脑血栓形成，血压190/110mmHg。服西药后病情逐渐好转。来诊时，左鼻沟变浅，舌体向左歪斜，左上肢可抬至胸前，手指不能自如屈伸。左下肢强直，当时能扶拐行走数米，每逢天气变化时患侧关节疼痛。胃纳正常，睡眠好，二便自调。舌苔白，脉弦滑。血压 140/100mmHg。

【辨证】肾阴虚亏，气血失调，经络阻滞，筋脉失养。

【治法】滋阴养血，疏风活血，通经活络，疏利关节。

【处方】“纠偏方”：肩髎　曲池　外关　中渚　合谷　环跳　阳陵泉　足三里　绝骨　太冲

加下关　禾髎　迎香廉泉

留针 20 分钟。

【手法】补法。

治疗经过：隔日针刺 1 次，经治 3 次，鼻唇沟已复正，舌体已不歪斜，下肢自感轻松，上肢功能，活动较前好转。按上方隔日连续针刺 15 次，于 1977 年 12 月 2 日来诊时，上肢已能抬至平肩；除食指外，手指均能屈伸；下肢步履自如；偶尔有时抽筋。苔薄白，脉弦滑。再按原方加承山，针刺后，经随访已痊愈。

例六：张某，男。65 岁。会诊日期：1975 年 8 月。

家属代述：患者于 15 天前，午饭后外出，突然昏倒，不省人事，当即送往医院。次日出现呃逆、二便失禁等症。经本市数医院会诊并针灸数次无效。患者呈嗜睡状态，唤之眼睑勉强微动，不能睁眼，呼吸气粗，喉中痰鸣，呃逆不止，右侧上下肢废用，鼻饲饮食。患者面色黄，舌质红，苔黄腻，脉弦滑。血压 160/90mmHg。

【辨证】肝风内动，胃气上逆。

【治法】镇肝熄风，降逆和胃。

【处方】百会　神庭　人中　天突　膻中　巨阙　气海

手足十二针方：曲池　合谷　内关　阳陵泉　足三里　三阴交

留针 50 分钟。

【手法】泻法。

治疗经过：第一次针后，在行针术中呃逆已见减少，起针时呃逆即止。次日二诊时家属代述：昨日患者逐渐清醒，已能睁眼，呃逆偶尔发作。继用上方针治，三日后，家属告知，呃逆已止，神志已清醒。

例七：白某，女，46岁。病历号：439356。初诊日期：1964年7月30日。

患者素有头晕头痛病史，四天前因生气突然昏倒，即送医院急诊。次日苏醒，呈嗜睡状，唤之能睁眼，口角向右侧歪斜、流涎，右腮部瘫软，不能言语，右侧半身不遂，手不能握物。大便四日未解，小便失禁，由家属抬来就诊。患者面色黄，喉中有痰声，舌质绛，苔黄腻，脉弦滑。血压110/90mmHg。

【辨证】肝阳亢盛，痰火交结，发为中风。

【治法】开窍醒神，平肝降逆，化痰熄风。

【处方】金津　玉液放血；针百会　人中　手足十二针（曲池、合谷、内关、阳陵泉、足三里、三阴交）　加通里

【手法】泻法。

治疗经过：经治6次、神志逐渐清醒，已能进食，右臂略微可动，右腿能抬高少许，舌苔渐退，脉见柔和之象。继以通经活络，濡养经脉为法，方用手足十二针，加右侧地仓、廉泉，再针治9次，口已复正，能简单叙述病情。右上肢可以前后摆动。二便自调，语言低微气弱，肢体仍感沉重，右下肢发僵如故。舌苔薄白，脉细弦，证属邪气渐去而正气已衰，治宜调和脏腑，大补真元，加用五脏俞加膈俞方。继针8次，语言清楚，肢体活动自如。患者病程已2个月，体力较差，仍感疲乏，治以调补中州，增强化源，改用

老十针方，经治5次，基本痊愈。停诊观察，一月后追访，情况良好。

例八：刘某，女，49岁。初诊日期：1977年6月12日。

患者因母亲去世，精神创伤，疲劳过度，两天前突然发生右侧半身不遂，语言不利，但神志尚清醒。曾服中药、西药疗效不明显。现症右半身不遂，步履困难，需人搀扶，下肢松软无力，不能抬举，上肢松弛，运动功能丧失。性情急躁、爱哭，不思饮食，腹胀胸闷，气短、心悸、失眠、健忘。面色萎黄，大便数日未行，小便尚调。舌质淡，苔薄白，脉细弦微数。

【辨证】气血不足，肝郁化火，脉络阻滞，筋脉失养。

【治法】补益气血，解郁清热，舒筋活血。

【处方】手足十二针方　中脘　天枢

每周3次。

【手法】补阴经穴，泻阳经穴。

治疗经过：针治3次，患侧上下肢感觉有力，大便正常，余症无明显改变。仍按前法，改用五脏俞加膈俞方，与手足十二针方交替使用，又针10次。于1977年7月19日来诊时，家属搀扶步入诊室，右下肢已能抬步，但仍觉无力，上肢已能高举平脐，手指勉强能屈伸。精神情绪较好，已思饮食，胸闷腹胀减轻。少寐多梦，二便自调，舌质淡，脉细弦，血压140/80mmHg。按上法又连续针刺10次，于1977年8月20日来诊时，患者已能扶拐步行来诊室，自述感觉周身有力，患侧下肢已能随意活动，上肢活动正常。舌苔薄白，脉弦滑。再用手足十二针方加中脘又针10次。1977年9月23日来诊时，患者自己由家中步行来医院门诊，已能料理一般家务。

【按语】中风，相当于西医的脑血管意外。临床一般可分为中脏腑、中经络与中风后遗症三种证类，所选典型病例，即分属上述三种证类。

例一证属血亏肝热，虚风内动，再次发生中风。治以平肝熄风，补益气血，通经活络。由于病情较急，突然神昏，急以平肝息风，醒神开窍，故先刺十二井放血，再针百会，人中醒脑明神，用手足十二针方通经活络，调气和血。经治四次，神志已清，诸症好转；继针百会、人中，同时采用手足十二针方，又针治四次，右侧肢体活动恢复正常，诸症消失。

例二证属肾阴亏损，肝阳上亢，欲发卒中之势，故急刺百会、四神聪出血，再刺手十二井出血，醒神开窍，以缓解血气并上之势。由于处治及时，故未发生卒中，继用手足十二针方，通经活络，调气活血而收功。

例三证属阴虚肝旺，肝风内动，治以养阴平肝，镇肝熄风。使用手足十二针方，滋阴潜阳，疏通经络，加风府、百会祛风通经，醒脑明神。经针三经，症状减轻，按原方又针治7次，诸症消失。

例四证属气血两虚，筋脉失荣，治以补养气血，舒筋活络。方用十二透穴，施以先补后泻手法，取其通经活络、舒筋利节之功。经治5次，上肢疼痛未作，挛急缓解，下肢较以前有力。继前方又针10次，能扶拐行走，手指功能有所恢复。再针10次，上下肢功能活动基本恢复。

例五证属肾气虚亏，气血失调，经络阻滞，筋脉失养。治以滋阴养血，疏风活血，通经活络，荣养筋脉。方用纠偏方（经验方）加减，以调和阴阳气血，疏风通经，舒筋利节，加下关、禾髎、迎香、廉泉以牵正利舌。经治3次，鼻唇沟复正，舌体已不歪斜，关节疼痛消失，上下肢活动较前好转，又针 15 次步履自如，因偶尔有抽筋现象，故加承山以舒筋缓急。经随访已告痊愈。

例六证属肝火内动，且为初患中风之实证，由于肝阳亢盛，木邪乘土，脾胃气机失和，历时三周，不能进食，脾胃虚弱，清气不升，浊气不降，以致呃频发不止。患者由于呃逆频作，虽然针刺而不止。所以，在王乐亭老医生会诊时，根据“急则治其标，缓则治其本”的原则，先用百会、神庭、人中、天突、膻中、巨阙、气海以醒脑明神，舒气降逆。起针后呃逆即止，神志逐渐清醒。继用上方又针一次，呃逆未作，神志清醒。而后再用手足十二针方通经活络，调气和血以缓治其本，效果比较理想。

例七证属肝阳亢盛，痰火交结，发为中风。施以金津、玉液放血，以利舌本，加针百会、人中醒脑明神，手足十二针方通经活络，调气和血，再加通里，为手少阴心经穴，功能开窍醒神。经治 6 次，神志逐渐清醒，已能进食。继用手足十二针加地仓通经活络，祛风牵正，廉泉以利舌本。针治 9 次，口㖞已纠正，能简单叙述病情，诸证有所减轻，本虚之象已显，治宜调和脏腑，大补真元，故用五脏俞加膈俞方，以调补五脏，益气和血。针治 8 次后，语言清楚，肢体活动自如。最后用老十针调中健脾，理气和血以善其后，经治 5 次，基本痊愈。

例八证属气血不足，肝郁化火，脉络阻滞，筋脉失养。治以补益气血，解郁清热，舒筋活血。方用手足十二针加中脘、天枢通经活络，益气和血，调和胃肠。经针 3 次，患侧上下肢感觉有力，仍以手足十二针方与五脏俞加膈俞交替施用，以调补五脏，益气和血。针刺 10 次，搀扶已能行走，余症均减。

按上方又针 20 次，患者能料理家务，并能自行来诊。

从以上 8 例的治疗情况来看，充分说明王乐亭老医生的“中风十三治”的经验完全符合临床实际，并能取得较好的疗效。

治瘫规律初探

瘫痪，一般指由于神经机能障碍，致使身体的一部分完全或不完全丧失运动功能而言。此处则专指外伤性截瘫（以下简称“截瘫”）而言。所谓截瘫，是由于脊柱突然受到外界直接或间接暴力，引起骨折或脊椎脱位，完全或不完全地损伤了脊髓或马尾神经所造成的（脊髓损伤部位以下）肢体感觉和运动功能完全或不完全的丧失，以及二便功能障碍等。

自 1965 年以来，由于门诊病种的相对集中，王乐亭老医生治疗截瘫患者越来越多。这类患者病程长、病情重，有神经系统器质性损伤，恢复起来比较困难。所以，更需要在治疗一般瘫痿、半身不遂等疾病取得的经验和古人“治痿独取阳明”“五痿皆因肺热生，阳明无病不能成”（《医宗金鉴》）等看法的基础上，探讨新的途径，摸索新的治疗方案。

王乐亭老医生对西医所介绍的关于截瘫的病理生理，也进行初步的了解。最主要的是根据截瘫的临床表现，以及中医的基本理论（特别是经络学说）进行探索。所谓截瘫，从中医观点来看，是由于跌仆、堕落、重力压砸损伤了督脉所致。《素问·骨空论》说："督脉者，起于少腹以下骨中央……其络循阴器，合篡（会阴部）间绕篡后，别绕臀至少阴，与巨阳（足太阳）中络者合，少阴上股内后廉，贯脊属肾，与太阳起于目内眦，上额交巅，上入络脑，还出别下项，循肩髆内侠脊抵腰中，入循膂络肾；……其少腹直上者，贯脐中央，上贯心人喉，上颐环唇，上系两目之下中央。"《难经》说："督脉者，起于下极之俞，并于脊里，上至风府，入于脑。"督脉所联系的脏器有脑、脊髓、肾、胞、鼻、眼、口、唇等，与其交会的经脉和穴位包括任脉：会阴、承浆；足太阳经：风门。王老医生对于督脉的功能也作了进一步的探讨，所谓督，即有总管、统率之意。所以督脉即"总督诸阳"之意。督脉之所以能总督诸阳，主要是由于督脉循行于背部正中位，多次与手足三阳经相交会，最集中的部位是在大椎穴。此外，带脉出于第二腰椎，环绕腰部一周，督脉、阳维脉交会在风府、哑门。因此，督脉的脉气与全身各阳经、阳脉都有联系。督脉又行于脊里，上行入脑为"元神之府"，神主人身之功能、主动，动则属阳；再则脏腑的精气都通过足太阳膀胱经的俞穴内外输转，而足太阳膀胱经与督脉相通，所以脏腑的阳气间接受督脉所支配。概括而言，督脉总督全身之阳气，故又称为"诸阳之会"。因此，当督脉受伤后，经气运行不畅，阻隔不通，不能营养筋骨、肌肉，也不能振奋脏腑功能，对于全身功能影响是极大的。基于上述体会，所以，他在治瘫时，除了要考虑脊髓损伤部位或督脉本身，对其相交会的经脉以及脏腑整体机能都应加以调治，才能有效地促进督脉功能的恢复，以及全身状况的改善。这就是王乐亭老医生治疗截瘫的主要观点和立论依据。

从1965年开始，我们在王乐亭老医生的指导之下，通过大量的实践，并针对截瘫的临床特点，不断总结，基本上摸索出一套实用而又行之有效的“治瘫十一法”，以及相对定型下来的处方，不但丰富了治疗截瘫的经验，对于其他瘫痿证候或内、外、妇、儿科杂病也提供了有效的组方。例如“王氏夹脊”“五脏俞加膈俞”“手足十二针”“老十针”等组方，已广泛地运用于针灸临床。通过对于截瘫的治疗，比较集中地反映和发挥了王乐亭老医生的经验和智慧，同时也培养了年轻的针灸医师。对于治疗截瘫规律的初步探讨，简略阐述如下。

一、治瘫十一法方

根据“督脉损伤”的理论，通过十几年的“治瘫”实践，基本上总结出以下十一种治瘫法则和十一组（套）处方。

（一）治督法——督脉十三针方

根据对于“督脉损伤”的理论认识，在治疗时首先要抓住治疗截瘫的主要矛盾——脊髓神经的损伤。因此，“治瘫首取督脉”即抓住本病的要害。

处方：百会　风府　大椎　陶道　身柱　神道　至阳　筋缩　脊中　悬枢　命门　阳关　长强

功能：疏通督脉，补髓健脑。

当然，督脉十三针方的功能，不仅是疏通督脉，补髓健脑，而且由于补泻手法之不同，显示出补督、泻督的效应（详见“诊余漫话”中“督脉治验”一节），而对截瘫患者来说，则是治瘫首取督脉，抓住要害。

（二）治夹脊法——“王氏夹脊”穴方

本方为经外奇穴名，是王乐亭老医生在华佗夹脊穴方的基础上修改精选而成，“王氏夹脊”线（脉）位于督脉之两侧相去三分。内依督脉而外邻足太阳膀胱经。所以，针刺夹脊穴，实质上是辅助治督之法。

处方：由第二胸椎下缘两侧旁开三分，隔一椎一穴，直至腰四，左右共计十六穴。

功能：疏导阳气，调理脏腑。由于督脉损伤，经气阻隔不能上下通行；而夹脊穴与督脉临近，功能为扶督脉之阳，助膀胱之气。使督脉之气能从两侧环循，越过伤位，得以通达，并且有利于督脉损伤的修复。二组方用“王氏夹脊”相辅，强化治督。一、二法方，是治疗截瘫的主方和辅方。由于其功能为疏通督脉，故有活血化瘀之效。

（三）治背俞法——五脏俞加膈俞方

由于督脉总督一身之阳，阳化气而阴成形，阳为功能，阳气受损则整体功能衰退，人体的整体功能由五脏来体现，且以五脏为中心。因而，截瘫患者多见有五脏虚衰之候，故用足太阳膀胱经的五脏俞穴加膈俞，以调理脏腑气血功能，能起到治疗整体的效应（详见“诊余漫话”中“背俞穴的独特应用”一节）。

处方：肺俞　心俞　膈俞　肝俞　脾俞　肾俞

功能：调补五脏，益气和血。

督脉虽能总督全身之阳气，但是五脏功能虚衰，先后天失济，气血化生无源。阳气衰微则督脉无阳可统，何况损伤之督脉本身也需要气血来润养，故用五脏俞加膈俞，调理脏腑。

（四）治膀胱法——足太阳膀胱配肾经

足太阳膀胱经为背部的纵行大经，脏腑的俞穴顺行排列其经，是主导人体气血的重要经脉之一。由于督脉与肾相联属，肾司二便，主膀胱之气化功能。督脉损伤后，二便失控，也是主要症状之一。所以，取膀胱经穴与肾经穴的意义是调理二便功能，强腰脊壮筋骨。

处方：八髎　环跳（胆）　承扶　殷门　委中　承山　昆仑　涌泉（肾）

功能：调节州都，强筋健步。

膀胱为州都之官，由肾的气化功能所主，肾与督脉相通，督伤及肾则肾气失固，二便失统，膀胱气化无能，尿液潴留。所以取膀胱经、肾经穴，能以调节膀胱气化，通利二便。方中八髎统治二便又能强腰背；环跳为胆经穴，位居髀枢，为下肢活动的枢纽，且能健步。承扶、殷门同治尻臀肌筋无力，兼调二便强腰脊；委中、承山强腰背疗肉痿筋急；昆仑主腰尻，功能为健步履；涌泉为肾之井穴，功能为滋肾填精。即所谓“调州都理二便，强腰健步”。

（五）治任脉法——任脉配肝、胃二经穴

本组方是以任脉为主，配合肝胃二经穴位。任脉为手足三阴经，七脉之会，统摄一身之阴，为诸阴经之海。“任”有任受的含义，意思是说任脉能受纳手足三阴的脉气。任脉分布在胸腹正中，并在中极、关元穴与足三阴相交会，在天突、廉泉穴与阴维脉相交会，在阴交穴与冲脉相交会。足三阴，经上接手三阴经，所以任脉实际上联系了人体所有的阴

经。督脉与任脉相接，阴阳相配，回环往复。督脉受损，阳病及阴，故任脉也受其害，单纯治督则孤阳难生，从阴治阳才是善治者，所以取任脉，对于调节阴阳气血实属必要。同时，心募（巨阙）、胃募（中脘）、小肠募（关元）、膀胱募（中极）均在任脉，取诸募穴与俞穴相配，并配合肝、胃二经穴，重在治疗后天之本。

处方：巨阙　中脘　下脘　气海　关元　中极　梁门（胃）　天枢（胃）　水道（胃）　章门（肝）

功能：育阴固本，舒肝和胃。

取任脉穴，旨在“治其本，以胃为先”。这是王乐亭老医生的学术观点之一。方中巨阙为心之募，能降心火以通肾，使之水火既济，且能生土助运；中脘为六腑之会，主受纳水谷，运化精微，且能下润宗筋；下脘助脾运充关养四肢；气海以助气化；关元为小肠募（又为“血海”），下济元阳之根本，故能补元阳以统二便。天枢为大肠募，是少阴冲脉之会，主肠胃运化，调节大便功能；梁门功能为消化水谷，通调下焦，以助膀胱气化而利水道；章门为脾募，五脏所会，带脉之所起，功能为疏肝调理气机，消化水谷，输布精微，补五脏之虚衰，增带脉之功能，且能引导气血下行，以强健腰膝。即所谓“刺任脉调肝胃，从阴引阳”。

（六）治脾胃法——足阳明胃经配脾经

《素问·痿论》说：“治痿者，独取阳明，何也？岐伯曰：阳明者五脏六腑之海也，主润宗筋，宗筋主束骨而利机关也。”简要而言，也就是“治痿独取阳明”之说。胃为五脏六腑之海，气血生化之源，胃气充则气血足，脏腑气血功能得以协调，周身肌肉、筋骨均赖以滋养，取阳明配脾经穴，脾与胃相表里，为后天之本，对于治瘫的重要意义显而易见。

处方：气冲　髀关　伏兔　犊鼻　足三里　上巨虚　下巨虚　解溪　陷谷　内庭　三阴交（脾）

功能：调胃健脾，养血荣筋。

足阳明胃是后天化生之源，督脉受损则阳气耗伤，五脏六腑、四肢百骸皆有赖于脾胃所充养。是故治痿独取阳明者虽然有些绝对化、简单化，但是其重要性是不可忽视的。关于脾与胃何者为本的问题，王乐亭老医生认为，过去中医各种文献都记载“脾为后天之本”，似不合实际。脾主运化，胃主受纳，若胃不受纳，脾就无所施其伎俩，所以后天之本，用脾不如用胃为恰当。“治其本，以胃以先”便是王乐亭老医生的学术观点。方中气冲足阳明胃之正经，冲脉所起，为阳明宗筋之会；髀关主髋关节屈伸滑利；伏兔为肾之街，大脉络之会，功能为补肾阳、益精髓，强筋壮骨；犊鼻通利关节、强健膝力；足三里之功能为运行气血通经络，润宗筋而强筋骨；上巨虚为手阳明之下俞，功能为调理肠胃，濡润筋脉；下巨虚为手太阳之下俞，功能为健步强筋；解溪补虚助土，治足踝痿软；陷谷之功能为通调胃气；内庭为足阳明荥穴，功能为通降胃气，和肠化滞，配合脾经之三阴交，阴阳相合，脏腑相配，气血双补，即所谓“取阳明助脾运，后天调护”。从五组、六组方的治疗重点来看，在于治脾胃充实后天，以济先天，扶阳助督。

（七）治肝胆法——足少阳胆经配肝经

选用胆经穴位的主要目的是疏导少阳，调和气血，通利关节。因为胆经与肝经相表里。王乐亭老医生认为：肝主筋而胆主节。筋脉关节滑利强健，则行动灵活，功能矫健。足少阳胆经又与带脉交会，带脉系于命门，横贯腹中、神阙，如束腰带，诸经皆联属于带脉而受其约束，且能络于督脉而助其贯通上下。

处方：带脉　居髎　风市　阳陵泉　阳交　光明　悬钟　丘墟　足临泣　侠溪　太冲（肝）

功能：强筋壮骨，束利关节。

足少阳胆经从头走足，行于人身之两侧，其经气循行路经人之诸大关节（颈、肩、腰、髋、膝、踝）。肝主筋，而“诸筋者，皆属于节”（《内经》），所以筋骨束利润滑与胆经、肝经密切相关。方中带脉能“约束诸脉”，来自足部的三阴、三阳，以及阴阳二跻脉都受其约束。由于带脉出自督脉，行于腰腹，正当督、任、冲三脉，脉气所发之处，所以与督脉、任脉、冲脉的关系更为密切。《难经》说：“带脉者，起于季胁，回身一周。”王乐亭老医生在刺带脉时与众不同，一般人均用横刺进针，王老医生却用一手“捏”起季胁部皮肉，竖刺进针，取其舒缓筋急之效。居髎为足少阳与阳跻之会，主腰胯痿软，转侧不利；风市祛风通络；阳陵泉主诸筋之强健有力；阳交与阳维交会，维护阳气，壮筋健步；光明为胆经络穴，别走肝经，有强筋利节之功；悬钟为髓之会，益精补髓，兴阳健步；丘墟疏通足踝部诸筋；足临泣为胆之俞穴，也是八脉交会穴之一，通于带脉，调理气血，疏通经脉；侠溪为胆经荥穴，功能为治瘫、消肿、健壮趾力；太冲为肝经俞穴，功能为养肝阴、生肝血，肝胆相互协调，即所谓“和肝胆，强筋骨，束利关节”。

（八）治足三阴法——足三阴经配胃经

由于脊髓损伤的界面高低不同，若为上单元损伤则表现为痉挛性瘫痪（也称硬瘫），临床见有下肢拘急挛缩不能舒展，中医认为此症多因阴血虚亏、筋脉失养而致。选用足三阴经穴配胃经穴，旨在滋阴养血柔筋，补肾柔肝缓急，健脾活血通络，进而调理二便。

处方：气冲（胃） 阴廉 箕门 阴陵泉 三阴交 照海 太冲

功能：滋阴养血，缓痉息风。

以上七法中，除五组方为阴经外，其他均以治阳经为主，对于硬瘫则以养阴补血柔肝为要。故本方以足三阴经为主。方中气冲补养宗筋，强健关节；阴廉益肝阴，柔筋活络；箕门为脾经穴，功能为益气通脉；阴陵泉为脾之合穴，功能为通调水道利三焦；照海为肾经穴，功能为补肾壮水益精；太冲平肝潜阳熄风。即所谓“调三阴肝脾肾，养血缓痉”。

（九）治手三阳法——手三阳经配心包经

对于高位截瘫，出现上肢瘫痪，就需要取手三阳经穴配合心包经穴，旨在疏通经络，调和荣卫，活血化瘀，强健肘臂腕关节肌筋。

处方：肩髃 肩贞 曲池 三阳络 郄门（心包） 合谷 阳池 中渚

功能：疏导阳气，通调血脉。

高位截瘫，督脉的阳气的损伤，上臂废用不举，取手三阳经穴配合心包经的郄门。方中肩髃为手阳明大肠经穴，功能为通经活络，调和气血，通利肩臂为关节；曲池、合谷行气活血；三阳络、阳池、中渚为手少阳三焦经穴，功能为疏导气机，活血通络；郄门为心包经穴，功能为调和血脉，即所谓“手三阳配心包，通达上肢”。

（十）治手三阴法——手三阴配三焦、大肠经

高位截瘫以及病程日久，阴血耗伤、上肢痿废拘挛、气血虚衰、心神失养者，取手三阴经穴（心、肺、心包）配合三焦经、大肠经穴，功能为养血安神，调气活血，强筋壮骨和濡润上肢筋肉骨节。

处方：巨骨（大肠） 腋缝 侠白 尺泽 支沟（三焦） 神门 大陵

功能：养血安神，柔筋通络。

心主血脉，肺主气，气血充沛，流通舒畅，则心神安宁，筋脉舒通，肌肉丰满，关节滑利。取心、肺和心包经穴。方中巨骨为大肠经穴，功能为补肺气，利大肠；腋缝为王乐亭老医生经验穴，功能为通利肺气，滑利肩节；神门为心经穴，功能为清心泄热，镇惊安神；大陵为心包经穴，功能为安神宁志，理气和胃；侠白为肺经穴，功能为通利肺经气血；尺泽为肺经穴，功能为舒筋利节；支沟为三焦经穴，功能为通利三焦气化。即所谓“手三阴配大肠，养血柔筋”。

（十一）调理阴阳法——“手足十二针”方

由于督脉损伤，影响脏腑、气血、阴阳的功能，以致整体机能衰退，所以在以上十种法则和专用方组的基础上，或是在各疗程的间歇期配合使用手足十二针，调理人体的阴

阳是很有必要的，对于促进督脉功能的恢复也是极其有利的（详见“诊余漫话”中“五输穴选粹”一节），即所谓“手足十二针方，统调阴阳”。

处方：手足十二针方：曲池　内关　合谷　阳陵泉　足三里　三阴交

功能：疏通经络，调和阴阳。

二、治瘫十一法的临床运用

根据以上所述，从法则上可归纳为以下十一法：

①治督法；②治夹脊法；③治背俞法；④治膀胱法；⑤治任脉法；⑥治脾胃法；⑦治肝胆法；⑧治足三阴法；⑨治手三阳法；⑩治手三阴法；⑪调理阴阳法。

从各法、方的意义来讲，则是“治瘫首取督脉，抓住要害；王氏夹脊相辅，强化治督；五脏俞加膈俞，调理脏腑；调州都理二便，强腰健步；刺任脉调肝胃，从阴引阳；取阳明助脾运，后天调护；和肝胆强筋骨，束利关节；调三阴肝脾肾，养血缓痉；手三阳配心包，通达上肢；手三阴配大肠，养血柔筋；手足十二针方，统调阴阳”。临床应用时的具体方案如下。

（一）早期患者

第一疗程：按以上十一法、方的顺序，一至七组循环使用，隔日1次，每周3次，留针30分钟，三个月至半年为一疗程。第一疗程结束后，对全身进行复查和功能考核，而后根据患者的情况，制订第二疗程的治疗方案。

第二疗程：若一般体质尚好，功能恢复比较理想，则选用治夹脊法、治背俞法和治脾胃法。亦即循环使用二组方、三组方和六组方；若患者饮食二便较差，则选用治督脉法、治膀胱法、治任脉法、治脾胃法，亦即选用一组方、四组方、五组方、六组方；若一般体质尚好，胃纳欠佳，但二便与肢体功能恢复稍差，则可选用治督法、治膀胱法、治肝胆法，亦即选用一组方、四组方、七组方；若患肢肌肉萎缩比较明显，则可选用治夹脊法、治膀胱法、治脾胃法，亦即选用二组方、四组方、六组方。按照本方案再治疗一疗程后，全面复查进行功能考核，然后再确定第三疗程的治疗方案。

第三疗程：通过全身复查和功能考核，并根据病情，在第二疗程方案的基础上，加用其他法则。若为痉挛性瘫痪，则在原法则中加治足三阴法，亦即选加八组方，调理足三阴经，以养血缓痉。若为高位截瘫，则加治手三阳法、治手三阴法，亦即选加九组方、十组方，选用手三阳经配心包，通达上肢，以及手三阴经配大肠，养血柔筋。本疗程结束后，再进行全面复查和功能考核。

第四疗程、第五疗程均可按本疗程的方案进行。并根据情况选加调理阴阳法，也就是选加手足十二针方，以调理阴阳和整体气血功能。

（二）中期、恢复期患者

若为胸腰段脊髓损伤，而下肢呈弛缓性瘫痪，开始针刺时可按上述一至七法循环使用，并按上述方案进行。

若为腰椎损伤，纯属马尾神经损伤，两下肢呈弛缓性瘫痪，可选用二、四、六法，亦即用二组、四组、六组方。

若为痉挛性瘫痪，颈椎损伤（颈椎 1 ～ 4），为高位截瘫，可选用一、二、十、十一法，亦即选用一组、二组、十组、十一组方；若损伤为颈 5 至胸 1 者，一般表现为上肢弛缓性瘫痪，下肢痉挛性瘫痪，开始可选用一、二、八、九、十一法、方。

若胸椎（胸2至胸10损伤）损伤者，两下肢呈痉挛性瘫痪，可选用一至七法、方。凡胸腰段损伤（胸11至腰2）者，两下肢呈痉挛性瘫痪，开始即可选一至七组法、方。

三、临床几点体会

（一）治瘫首取督脉，抓住要害

王乐亭老医生临床治疗截瘫十多年来，最突出的体会是：丰富了传统的“治痿独取阳明”的看法，并创立了“治瘫首取督脉”之说，关键是通过对截瘫病理生理和临床表现的分析，认识到截瘫相当于中医的“督脉损伤”。因此，治瘫要抓住治督脉的根本，才能突出治疗重点，取得疗效。

（二）着眼于整体，开阔治疗思路

截瘫的病情重、病程长、恢复比较困难，有些甚至很难恢复。所以，针灸治疗并非“一针一得”所能胜任，而是要以治督为中心，并针对全身十二条经脉、奇经八脉以及其所联属的脏腑等，也就是调动全身的机能因素，才有可能治好损伤，恢复和改善机体的机能状态。所以，治疗截瘫应着眼于整体，开阔思路，围绕督脉采取“包抄式”战术，进行全面治疗。

（三）重视病损特异，辨证施针

由于督脉损伤的部位有高低之别，损伤的程度有轻重之分，而且临床表现与一般瘫痿不同，所以王乐亭老医生主要根据其临床特点，着眼于整体，重视局部，局部与整体相结合，采取分阶段而又相应的针刺方案，充分体现了中医辨证施治的特点。他还根据发病的全过程和临床特点，初步探讨了针刺治疗的规律性，丰富了截瘫的治疗方案，取得一定的疗效。

［附一］ 500例外伤性截瘫疗效分析

我院针灸科截瘫组，在王乐亭老医生直接指导下，经全体医护人员的共同努力，配合中药、西药、功能锻炼等综合措施，努力提高疗效，已治疗数百例此类患者。兹将1969年3月开始经系统观察、资料比较完整的500例摘要分析如下：

本组500例，男性431例，女性69例，青壮年患者（21～30岁）占总数的44.6%。病程最短者15天，最长者25年，二年以上者占总数44.2%。半年为一疗程，本组皆为2～10个疗程。

500例中，脊髓完全横断（即横贯性损伤）310例（占62%），部分损伤86例（17.2%），马尾神经损伤104例（20.8%）。

治疗方法：针刺方法均如上述，其他尚有中药、维生素B_1、维生素B_{12}、当归注射液，以及硝酸士的宁、硝酸叶萩碱、加兰他敏、胎盘组织浆、维丁胶性钙等穴位注射。经治后按下述疗效标准进行评定：基本痊愈76例（15.2%），显著进步152例（30.4%），进步189例（37.8%），无效83例（16.6%）。

基本痊愈	显著进步	进步	无效
能自由行走，近似随意膀胱	能扶拐行走，反射性膀胱形成	能借助辅助工具练习行走，二便功能有好转	运动及二便功能无改善

［附二］“外伤截瘫十二法”与“治瘫十一法”的对比分析

在摸索针灸治疗截瘫的过程中，基本上分为两个阶段。自 1965 年开始时病例尚少，经验也不多，以后逐渐扩大治疗范围，所拟定的治疗方案和使用的处方也比以前有所增加，直到 1975 年曾经多次修改治疗方案，而且相对定型下来，比较有价值的方案是王乐亭老医生在 1975 年初制定的“外伤截瘫十二法”，这个初步方案又经过临床实践，最后发展为现在所沿用的“治瘫十一法方”。为了说明其发展过程，列表对比如下。

外伤截瘫十二法（1975 年）与治瘫十一法对比分析表

治截法	外伤截瘫十二法	治瘫十一法
第一方	大椎、筋缩、中枢、脊中、悬枢、命门、腰阳关、腰俞、长强、三宗骨	百会、风府、大椎、陶道、身柱、神道、至阳、筋缩、脊中、悬枢、命门、阳关、长强
第二方	华佗夹脊穴	王氏夹脊穴
第三方	肺俞、心俞、肝俞、脾俞、肾俞、膈俞、大肠俞	五脏俞加膈俞
第四方	八髎、环跳、委中、昆仑、涌泉	八髎、环跳、承扶、殷门、委中、承山、昆仑、涌泉
第五方	巨阙、中脘、下脘、气海、关元、中极、曲骨、横骨、通谷、天枢、章门	巨阙、中脘、下脘、气海、关元、中极、梁门、天枢、水道、章门

续表

治截法	外伤截瘫十二法	治瘫十一法
第六方	气街、髀关、伏兔、犊鼻、足三里、解溪、内庭、三阴交	气冲、髀关、伏兔、犊鼻、足三里、上巨虚、下巨虚、解溪、陷谷、内庭、三阴交
第七方	带脉、居髎、风市、阳陵泉、悬钟、丘墟、足临泣、太冲	带脉、居髎、风市、阳陵泉、阳交、光明、悬钟、丘墟、足临泣、侠溪、太冲
第八方	大椎、至阳、命门、腰阳关、长强、肾俞、大肠俞、环跳、委中、昆仑	气冲、阴廉、箕门、三阴交、照海、太冲、阴陵泉
第九方	华佗夹脊、伤处上两椎、下两椎	肩髃、肩贞、曲池、三阳络、郄门、合谷、阳池、中渚
第十方	中脘、气海、关元、中极、曲骨、通谷、肓俞、横骨、足三里、三阴交	巨骨、腋缝、侠白、尺泽、支沟、神门、大陵
第十一方	曲池、合谷、内关、神门、足三里、阳陵泉、三阴交、太冲	曲池、内关、合谷、阳陵泉、足三里、三阴交
第十二方	阳关透曲泉、阳陵透阴陵、膝眼透膝关、绝骨透三阴交、昆仑透太溪、解溪透中封、太冲透涌泉、丘墟、商丘	

从上表可以看出：

①目前的“治瘫十一法”，是在原有十二法基础上补充修改发展起来的。

②八、九、十法方差异较大，主要是根据临床需要，将原法、方更加集中，以及对截瘫认识的深化而提出来的。

③取消了原来的透刺法、方，加强了对整体治疗的法、方，同时更加重视整体机能的恢复。通过上述对比，对于王乐亭老医生治疗截瘫经验的发展规律，有一定的价值。

四、病案举例

例一：程某，男，20岁。初诊日期：1972年11月。

患者因外伤瘫痪近一年。1971年12月在高空作业不慎摔下，当即昏迷约半小时，苏醒后，颈部疼痛不能转侧，四肢活动障碍。摄片检查发现颈6压缩性骨折，未见明显脱位。当时检查：胸5平面以下感觉消失，腹壁、提睾、肛门、膝腱与跟腱反射均消失。现症：上肢不能高举，手指拘急，肌肉萎缩，四肢活动障碍，肌肉紧张，膝腱与跟腱反射亢进。扶双拐尚能站立，但颤抖不宁，二便失禁。患者面色黄白，舌质淡，苔薄白。语言正常，脉沉细。血压120/80mmHg。

【辨证】外伤血瘀，阻痹筋脉。

【治法】活血化瘀，荣养筋脉。

【处方】

方1：“治瘫十一法方”督脉十三针方：百会　风府　大椎　陶道　身柱　神道　至阳　筋缩　脊中　悬枢　命门　阳关　长强

方2：“治瘫十一法方”足太阳膀胱配肾经：八髎　环跳　承扶　殷门　委中　承山　昆仑　涌泉

方3："治瘫十一法方"足阳明胃经配脾经：气冲　髀关　伏兔　犊鼻　足三里　上巨虚　下巨虚　解溪　陷谷　内庭　三阴交

方4："治瘫十一法方"足少阳胆经配肝经：带脉　居髎　风市　阳陵泉　阳交　光明　悬钟　丘墟　足临泣　侠溪　太冲

四组配方，交替使用。

【手法】补法。

治疗经过：第一疗程，选用方4加肩髃、曲池、内关、合谷，针治后运动功能有进步，下肢痉挛无改变，小便时尚能控制（呈反射性膀胱）。第二疗程，选用方1、方2、方3、方4加中脘、气海、关元、肾俞，几套穴依次针之，针后双上肢可以举动，双下肢扶拐可走几步，痛觉平面有所下移。第三疗程，选方2、方3、方4加肩髃、曲池、内关、合谷、中脘、关元，针后能扶拐自己行走，能持匙吃饭，小便呈反射性，大便定时排泄，下肢痉挛减。第四疗程，选方1、方2、方3组穴，加腋缝、尺泽、内关、合谷透劳宫，带脉。针后扶单拐能行走，痉挛大有缓解，大便自理，小便呈反射性。第五疗程，选方2、方3、方4组穴加曲池、内关、合谷、中脘、气海、关元、肾俞。针后扶单拐行走，上肢可以高举，手能持匙吃饭，痉挛缓解，症状逐渐好转，现仍继续治疗。

例二：葛某，男，31岁。初诊日期：1968年11月。

患者六个月前被汽车轧伤腰部，当时昏迷，醒后双下肢不能活动，二便失常。X线摄片所见右肩胛骨粉性骨折，右肋骨骨折，腰压缩性骨折，经服中西药治疗，骨折愈合。但双下肢仍瘫痪，肌肉萎缩，饮食较差，睡眠不安，尿潴留，大便需灌肠。检查下肢肌力为“0”级，腰部肌力2级，痛触觉由胸12以下消失，腹壁、肛门、提睾、膝腱、跟腱反射消失。患者面色黄，神清，舌质淡红，舌苔薄白，脉沉细。血压120/80mmHg。尾骶部褥疮3cm×2cm。

【辨证】外伤血瘀，阻痹筋脉。

【治法】活血化瘀，荣养筋脉。

【处方】

方1：“治瘫十一法方”督脉十三针方：百会　风府　大椎　陶道　身柱　神道　至阳　筋缩　脊中　悬枢　命门　阳关　长强

方2：“治瘫十一法方”王氏夹脊穴方：由第2胸椎下缘两侧旁开三分，隔一椎一穴，直至腰4，左右共计16穴。

方3：“治瘫十一法方”足太阳膀胱配肾经：八髎　环跳　承扶　殷门　委中　承山　昆仑　涌泉

方4：“治瘫十一法方”足阳明胃经配脾经：气冲　髀关　伏兔　犊鼻　足三里　上巨虚　下巨虚　解溪　陷谷　内庭　三阴交

方5：“治瘫十一法方”足少阳胆经配肝经：带脉　居髎　风市　阳陵泉　阳交　光明　悬钟　丘墟　足临泣　侠溪　太冲

五套组方，交替使用。

【手法】补法。

治疗经过：针治第一疗程后，可以扶双拐靠墙站立，尚需护理员推膝，自己可以坐起。第二疗程，选方1、方2、方3、方4，加肾俞、大肠俞、中脘、气海、关元。针后扶双拐在护理人员的保护下能够慢慢行走几步，小便呈反射性，大便定时能排，尾骶部疮面愈合。第三疗程，选方

3、方4、方5，加关元、中极、肾俞，针后能扶单拐自己行走，腰以下感觉恢复，肌肉仍萎缩。大便2～3日一行，小便呈反射性。第四疗程，选方同上，针后扶单拐自己行走比以前动作灵活；小便能控制，但有急迫感；大便能自排，便稀时尚出现失禁现象。第五疗程，选方1、方3、方4加气海、关元、命门、肾俞。针后能扶单拐自由行走，二便自理。为了巩固疗效，继续针数月，临床痊愈，恢复原来工作。

例三：董某，男，39岁。初诊日期：1969年6月23日。

患者两下肢瘫痪已三个月。1969年4月因工伤事故砸伤腰部。当时昏迷，醒后双下肢瘫痪，肌肉逐渐萎缩，左下肢较为明显。膝以下感觉消失，食纳差，睡眠尚可，大便失禁，小便潴留。持续导尿管排尿。X线摄片检查，腰4压缩性骨折。第2、第3腰椎横突骨折，第1、第2肋骨骨折，马尾神经大部分损伤。面色黄，形体稍胖，语言低沉，脉细弦。膝腱、跟腱反射、肌力消失。体温37.6℃，血压136/80mmHg，血色素10.6、白细胞6400。

【辨证】外伤血瘀，阻滞筋脉。

【治法】活血化瘀，荣养筋脉。

【处方】

方1："治瘫十一法方"督脉十三针方：百会　风府　大椎　陶道　身柱　神道　至阳　筋缩　脊中　悬枢　命门　阳关　长强

方2："治瘫十一法方"王氏夹脊方：由第2胸椎下缘两侧旁开三分，隔一椎一穴，直至腰4，左右共16穴。

方3："治瘫十一法方"足太阳膀胱配肾经：八髎　环跳　承扶　殷门　委中　承山　昆仑　涌泉

方 4:“治瘫十一法方”任脉配肝、胃二经加减穴：巨阙　中脘　下脘　气海　关元　中极　梁门　天枢　水道　章门

方 5:“治瘫十一法方”足阳明胃经配脾经：气冲　髀关　伏兔　犊鼻　足三里　上巨虚　下巨虚　解溪　陷谷　内庭　三阴交

方 6:“治瘫十一法方”五脏俞加膈俞方：肺俞　心俞　膈俞　肝俞　脾俞　肾俞

方 7:“治瘫十一法方”足少阳胆经配肝经：带脉　居髎　风市　阳陵泉　阳交　光明　悬钟　丘墟　足临泣　侠溪　太冲

七组配方，交替使用。

【手法】补法。

治疗经过：第一疗程，七组依次针之（方 1 ~ 方 7)，针后扶双拐可以行走几步，大便自解，已拔掉导尿管。第二疗程，方 1、方 2 合用；方 3、方 4、方 5 合用；两组方交替使用，针后扶单拐行走几步，大便自理，小便急迫。第三疗程，方 2、方 3 加肾俞、大肠俞、气海、关元、曲骨。针后二便功能恢复正常，能自己独立行走，生活基本自理，临床基本痊愈，返回工作单位参加生产。于 1971 年春季来院复查，一般情况良好。

【按语】外伤性截瘫为神经外科、创伤科疑难大症之一。王乐亭老医生对于本病初步总结了一套治疗规律，称为“治瘫十一法方”。

例一为颈 6 压缩性骨折，高位截瘫，四肢活动障碍，胸 5 平面以下感觉及各种反射消失，二便失禁，证系外伤血瘀，阻闭筋脉。治以活血化瘀，荣养筋脉。第一疗程选用治瘫第

七组治肝胆法方，为足少阳胆经配肝经（方4），目的在于疏导少阳、调和气血、通利关节，以强筋壮骨，疏利关节。另加肩髃、曲池、内关、合谷疏通上肢之经气。第二疗程选1组治督法——“督脉十三针”方（方1），以疏通督脉，补髓健脑；第4组，治膀胱法——足太阳膀胱配肾经（方2），以调节膀胱，强筋健步；第6组，治脾胃法——足阳明胃经配脾经（方3），以调胃健脾，养血荣筋；第7组，治肝胆法——足少阳胆经配肝经（方4），以强筋壮骨，疏利关节。加中脘、气海、关元、肾俞以培补先天，滋养后天。第三疗程选第4、6、7组（方2、方3、方4）加肩髃、曲池、内关、合谷、中脘、关元意义同上。第四疗程选第1、4、6组穴（方1、方2、方3），加腋缝、尺泽、内关、合谷透劳宫以通利上肢及手部之经气，舒筋利节，加带脉以解痉挛。第五疗程选第4、6、7组方（方2、方3、方4），加曲池、内关、合谷、中脘、气海、关元、肾俞，其功能同上。经5个疗程治疗已能扶单拐行走，上肢能高举，手能持匙吃饭，大便自理，小便呈反射性，症状逐渐好转。

例二患者两下肢瘫痪，二便不通。为腰1椎压缩性骨折，证系外伤血瘀，阻痹经脉，治以活血化瘀，荣养筋脉，使用“治瘫十一法方”中第1～7组。即第1组治督法——“督脉十三针”方（方1），疏通督脉，补髓健脑；第2组治夹脊法——“王氏夹脊穴”方（方2），疏导阳气，调理脏腑；第4组，治膀胱法——足太阳膀胱配肾经（方3），以调节州都，强筋健步；第6组治脾胃法——足阳明胃经配脾经（方4），调胃健脾，养血荣筋；第7组，治肝胆法——足少阳胆经配肝经（方5），强筋壮骨，束利关节。五组法、方循环使用，并加用肾俞、大肠俞、中脘、气海、关元、中极、命门，以调理先天肾气和后天脾气，疏通气机以调理肠胃功能。经6个疗程针治，患者已恢复感觉及运动机能，已能独立行走，二便自理，恢复工作。

例三为腰椎4压缩性骨折，下肢感觉消失，运动障碍，大便失禁，小便潴留。证系外伤血瘀，筋脉失养。治以活血化瘀，荣养筋脉，仍用“治瘫十一法方”。第一疗程，第1～7组方，依次针刺（方1、方2、方3、方4、方5、方6、方7）。第二疗程用第1、2组（方1、方2）合并应用，第4、5、6组（方3、方4、方5）依次施用。第三疗程用第2、4组（方2、方3）加肾俞、大肠俞、气海、关元、曲骨固肾气利二便。经三个疗程针治，二便恢复正常，能独立行走，生活基本自理，恢复劳动。

本组共计三例。例一为高位截瘫，例二为腰1压缩性骨折合并截瘫，例三为腰4压缩性骨折马尾神经损伤。脊髓损伤的部位不同，损伤的程度也有差别，根据王乐亭老医生治疗瘫痪的规律，从其十一套法方中选择和制订相应的治疗方案，基本上反映了他的治瘫经验，取得了一定的效果。

急惊风

王某，男，4岁。初诊日期：1956年7月15日。

父母代诉：三天前，因发烧（体温38℃）精神不振，去某医院注射退热剂后，身热未退，昨天突然抽风，即去某医院急诊，又注射退烧针，抽风反而频繁发作，来我院门诊。现症：壮热，两目上视，牙关紧闭，四肢抽搐，两手紧握，抽搐过后则见小的抽动，而后昏睡，小便失禁，大便二日未解。面色潮红，呼吸急促，口唇干裂而红。脉象浮数，扪之脘腹胀满。

【辨证】外感时邪，热极生风。

【治法】清热解表，平肝息风。

【处方】十宣放血。针刺人中、合谷、太冲（开四关），针后未缓解，即请王乐亭老医生会诊，用三棱针速刺涌泉、劳宫放血，约 20 分钟后抽搐停止。

治疗经过：针刺放血后，观察一小时未再抽搐，当晚体温退至 37.5℃，抽搐止后未再发作。次日复诊时，热势已退，改针中脘、足三里、内关调理脾胃（用补法）。一周后家长来门诊叙述病情，患儿已恢复健康，一切良好。

【按语】急惊风属于儿科四大证之一。《幼科发挥》中说：“急惊风者，肝风甚而心火从之。”惊风是心、肝功能失调，系因风、火、食、痰、受惊等引动心火肝风而致。

急惊风发作突然，抽搐有力，口噤痰鸣，甚则角弓反张，脉实。本例系因外感时邪、热极动风，正如王肯堂所说：“此内挟实热，外感风邪，心家受热积惊，肝家生风发搐，肝风心火，二脏交争，血乱气并，痰涎壅盛，血脉凝滞，关窍不通。风气蓄盛，无所发泄……”在治疗时先以十宣泄热，四关开窍平肝，人中镇静，而惊风未平。王乐亭老医生独取心包经之劳宫以清心开窍，取肾经之涌泉以镇龙雷之火，用三棱针速刺放血，20 分钟后，邪热得去则风自平熄。刺劳宫、涌泉清热熄风，镇痉安神，王老医生体会犹如牛黄清心之妙。对于本例的治疗，实属经验丰富且有胆识之佳作。

咳 喘

例一： 徐某，男，7 岁。初诊日期：1968 年 10 月。

家长代述：患儿四岁时曾患感冒，咳嗽数月，继发喘息，经治而愈。但是体质较差，消瘦，平时容易感冒，每次发病则咳喘 7 ～ 8 日才能缓解，逐年发作频繁。今年来咳喘加重，呼吸困难，气憋欲断，不能平卧，咳吐白色黏稠泡沫样痰液，偶尔夹有血丝。本次因外感咳喘已发作 5 日，咳则气憋，汗大出，痰出气继，手足厥冷，咽干颧红，不思饮食，睡眠不安，大便稍干，尿清。胸透未见异常，服中西药未效。舌质淡尖红，苔少色白，脉细数。

【辨证】气阴两虚，肺失肃降。

【治法】补气益阴，肃肺化痰。

【处方】清燥救肺方与平喘化痰方加减：

鱼际　太溪　天突　俞府　乳根　中府　灵台（灸）肺俞（灸）　风门（灸）

隔日 1 次。

【手法】补法。

治疗经过：针治 2 次后，咳喘好转，4 次后痰液减少，气促平稳，睡眠尚安。改针天突、中脘、俞府、鱼际、足三里 2 次，咳喘缓解，继针 1 次以巩固疗效，停诊观察。嘱其父母每晚睡前用艾条灸风门、肺俞各 5 分钟。1 月后追访，未再复发。

例二： 张某，男 52 岁。初诊日期：1969 年 12 月 5 日。

患者咳喘已三年。病起于感冒之后，曾经治疗一个月，症状缓解。三年来入冬则喘咳发作，至夏季才好转。痰中偶带血丝，近一年来症状加重，发作频繁，不能过劳。近五六天来，鼻塞流涕，咳喘气急，胸闷气憋，不能平卧，痰不易咳出，体乏无力，纳食不香，夜寐易醒。大便干燥，小便短赤。经某医院检查，诊为支气管扩张，服氨茶碱仅能缓解症状数小时。患者体瘦，面黄，舌质红，苔黄稍腻，脉沉滑。

【辨证】痰浊内蕴，肺失宣降。

【治法】宣肺化痰，平喘止咳。

【处方】风府　大椎　风门　肺俞　合谷　灵台（灸）

【手法】泻法。

治疗经过：经治 5 次，外感已除，鼻涕已止，咳喘减轻，已能平卧而眠。舌苔薄黄，脉沉滑。改拟：天突、中脘、俞府、内关、合谷、乳根、太溪。手法：俞府、太溪用补法，其他用泻法。经治 6 次后，咳嗽已除，但仍有喘促，动则喘甚，再以上方治疗 6 次。复诊，喘未再作。

【按语】咳喘为呼吸道常见病证之一。一般认为有声无痰为之咳；呼吸困难，张口抬肩，不能平卧，谓之喘。本病的发生与肺、脾、肾三脏功能障碍有密切的关系。正如《医学入门》所说："脾为生痰之源，肺为贮痰之器。"《景岳全书》中也指出："人之多痰，悉由中虚而然，盖痰即水也，其本在肾，其标在脾；在肾者，以水不归源，水泛为痰也；在脾者，以食饮不化，上不制水也。"又因肺主气，司呼吸。肺主呼气，肾主纳气，是故肺、脾、肾三脏在生理病理上相互关联，相互影响。实证咳喘大多责之于肺，多由风寒或风热袭肺，使之肺气不宣，气逆而失于清肃，病势急骤，咳嗽声高而痰壅；虚证多责之于肾，由于元气亏损，肾不纳气而致，病热徐缓，咳嗽声低而息短、呼吸不相接续。王乐亭老医生治疗咳喘时，多采用他的经验方：平喘化痰方和清燥救肺方合用，并随证加减。

平喘化痰方的组成为：天突、俞府、乳根、中府。本方是王乐亭老医生根据两个古方结合自己的临床经验而组成的，其中俞府、乳根是《玉龙赋》中的穴方，主治风痰气喘；天突是《灵光赋》中的穴方，主治痰喘，再加入肺经的中府穴，即为平喘化痰方，此方侧重于治疗痰阻气道，肺失肃降所致之咳喘。天突为任脉穴，为阴维任脉之会，功能为开胸顺气、化痰定喘镇咳，以降肺肾之逆气。俞府为足少阴肾经穴位，功能降逆平喘，足少阴肾经与足阳明胃经并行，而冲脉又隶于阳明，故三经皆有一定的联系，其功能降冲逆之气，调理肾气，疏通肺气，故咳喘得以平息。乳根穴为足阳明胃经脉气所发，能降气化痰，主治咳逆气促，久嗽不止。中府为肺经之募，主治肺系之急，能通宣理肺，四穴相合，具有理肺平喘化痰止咳之功。临床多用泻法。

养阴清肺方的组成为：鱼际、太溪。太溪为足少阴肾经之原穴，能达三焦原气，调理五脏功能，又能退热敛汗，佐鱼际泻肺热祛邪而扶正。王乐亭老医生拟定本方，旨在取其养肾阴，清邪热，以免火邪刑金；滋阴液，润肺燥，以求金水相生。本方适用于肺劳咳嗽及肾气不固之虚证咳喘，临床多用补法，且忌灸焫。

例一属于气阴两虚，肺失肃降，治以补气益阴，肃肺化痰，故用清燥救肺方与平喘化痰方合用，施以补法，加灸灵台、肺俞、风门，以补气助肺定喘，针治两次后，症状好转，改针天突、中脘、俞府、鱼际、足三里以降逆平喘，止咳化痰，益肾补肺而收功。

例二证系痰浊内蕴，肺失宣降，治以宣肺化痰，平喘止咳。因为患者新感未尽，根据“急则治其标”的原则，先取风府、大椎、风门、肺俞、合谷施以泻法，加灸灵台以解表宣肺，平喘止咳。经治 5 次外感已除，然后，用平喘化痰方、养阴清肺方化裁，以治其本。取其俞府、太溪用补法，以滋肾益肺；天突、中脘、内关、合谷、丰隆用泻法，以降逆平喘，止咳化痰，开胸宣肺。继续针治一疗程，咳喘平息，未再发作。

头 痛

例一：程某，女，44 岁。

三天来外感头痛，流涕，身热，四肢酸沉，咽痛，咳嗽无痰，口干。头痛牵扯前额及颞部，尤以颞部痛甚。自觉恶风，左眼发胀，夜寐不安，食欲不佳，大便干，面色微红，鼻音重浊。舌苔薄黄，舌尖红，脉浮。

【辨证】外感风热，邪袭络脉。

【治法】疏风清热，祛邪活络。

【处方】百会　风池　神庭　太阳　合谷

【手法】泻法。

治疗经过：每日 1 次，针治 2 次后，感冒已好。再以原方加攒竹针刺 2 次，头痛痊愈。

例二：祁某，女，38 岁。初诊日期：1977 年 6 月 7 日。

一周来左侧偏头痛，阵发性发作，以头顶及耳后刺痛为主。左侧耳鸣发堵，下午较重。睡眠尚可，纳食一般，二便自调。舌苔薄白，脉细弦。

【辨证】邪客少阳，络脉阻滞。

【治法】和解少阳，疏通脉络。

【处方】风池透风府　丝竹透率谷　头维透曲鬓　合谷　阳陵泉

隔日1次。

【手法】泻法。

治疗经过：针3次后，头痛减轻，耳后刺痛次数减少。再以上法治之，继针4次，头痛缓解。

例三：李某，男，12岁。初诊日期：1978年3月。

头痛三月余，近来感冒发热两天，烧退后，头痛加重，痛甚则呕吐，面色苍白，发冷，头痛以前额及头两侧为甚。食纳差，睡眠欠佳，大便不成形，小便正常。某医院诊断为血管神经性头痛。舌质淡红，舌苔薄白，脉沉滑。

【辨证】外感余邪未尽，脾胃不和。

【治法】疏解余邪，健脾和胃。

【处方】风府　风池　百会　太阳　合谷　神庭　中脘　足三里　太冲

【手法】泻法。

治疗经过：针治2次，头痛缓解，针治13次，痊愈。

例四：白某，男，51岁。初诊日期：1966年5月。

三个月前因感冒，头痛眩晕作呕，心悸，身热（体温38℃），经治后热退，唯头晕、前额痛未除，日渐加剧，伴有心悸、欲吐，不能起坐。头不能左右环顾。夜寐不安，多梦。双侧下肢发凉，关节酸痛，阴雨天更甚。食纳不香，脘闷腹胀，小便灼热。大便稀，日解1～2次。面色暗而无华，舌苔薄白，舌质淡，脉弦细。

【辨证】余邪未尽，脾胃不和。

【治法】扶正祛邪，健脾和胃。

【处方】“老十针”方加百会、攒竹、关元。

【手法】补法。

治疗经过：按上方针刺 3 次后，头晕、前额头痛减轻，食纳增加，脘胀大减。继用上方加三阴交，针治 6 次后，诸证继减，仅感下肢发凉。继按上方加膝阳关、阳陵泉，针治 6 次症状基本消失。为了巩固疗效，隔日针 1 次，又用手足十二针方治疗 3 次而痊愈。

例五：戴某，男，69 岁。初诊日期：1976 年 12 月 31 日。

左侧偏头痛二周，近来头痛发作频繁，症势加重，每因情志不遂即发作，且伴有明显的头部跳痛，心慌、气短、心烦不安。在某医院诊为血管神经性头痛。大便干燥，4 ～ 5 日 1 次，小便黄，面色红润，舌苔淡黄，脉弦滑。

【辨证】肝胆火旺，郁阻脉络。

【治法】清泻肝胆，活络止痛。

【处方】风池　丝竹空透率谷　头维透曲鬓　合谷　太冲

留针 1 小时。

【手法】泻法。

治疗经过：每日 1 次，共针 4 次而痊愈。

例六：程某，女，20 岁。初诊日期：1976 年 6 月。

左侧偏头痛已半年，且以闷痛为主，下午尤甚，自觉睡眠后头痛可以缓解。食纳尚可，二便自调。舌苔黄腻，脉弦滑。

【辨证】肝胆湿热，郁阻脉络。

【治法】清热利湿，通经活络。

【处方】头维透曲鬓　丝竹空透率谷　列缺　合谷

【手法】泻法。

治疗经过：针治 4 次而愈。

例七：田某，女，36 岁。初诊日期：1979 年 11 月。

患者头痛三个月，日渐加重。经常双侧颞部跳痛，上午尚轻，下午加重，晚上更甚。痛时如割如裂，发作时用双手按压痛处略能减轻。食欲不振，睡眠欠安，二便自调，月经量少，色淡。舌苔薄白，舌质淡红，脉沉弦细。

【辨证】气血两虚，肝旺气逆。

【治法】调补气血，平肝降逆。

【处方】风池　丝竹空透率谷　头维透曲鬓　内关　合谷　太溪

【手法】泻法，太溪用补法。

治疗经过：按上方针治 3 次，头痛减轻，夜间头痛明显好转，再以原方治疗 4 次，头痛已除，睡眠已安，为巩固疗效又继针 2 次。共针刺 12 次痊愈。

【按语】头痛是临床常见的证候之一。多种原因都可以引起头痛。但不外乎外感与内伤两大证类，内伤头痛常见者有：肝胆火逆，胃中积热，痰湿内阻，瘀血阻滞，肝肾阴虚，或阴虚阳亢，阳气衰微等。因为头为“诸阳之会”“清阳之府”，又为髓海所在，凡五脏精华之血，六腑清阳之气，皆上注于头，故六淫之邪外袭，上犯于头，邪气稽留，阻滞阳络或内伤诸疾，以致气血逆乱，瘀阻经络，蒙蔽清窍，脑失所养均可发生头痛。临床又有虚证、实证之分。王乐亭老医生治疗头痛惯用他的经验方“头痛八针”。其组成为：百会，风府，风池（双），太阳（双），合谷（双）。本方由督脉之百会、风府，足少阳胆经之风池，手阳明大肠之合谷，以及经外奇穴太阳共计八针组成，故名“头痛八针”。督脉为“阳脉之海”，手足三阳共六条经脉，均与督脉相会于百会，而且督脉贯脊上头，循膂络肾：肾主元阴元阳，因此督脉具有调整和振奋人体元气的作用。取百会，施以补法，则升阳健脑（多用于虚证）；用泻法，则醒神开窍（多用于实证）。王乐亭老医生认为：百会穴之命名，是由于手足三阳经皆交会于头，五脏之气又在头上会合，故名曰百会，而百会为头气之街。风府，顾名思义为风之门户，取风府以疏风散邪。风池虽为足少阳胆经穴，又是手足少阳经、阳维、阳跻四脉之会，功能为平降肝胆之逆气，清泻肝胆之郁火，且为疏风之要穴，故能清头窍，醒神定痛。百会、风府、风池相配，疏通头面经络，使之气血流通；太阳为经外奇穴，是手足少阳经、手太阳经之会穴，能疏通三者之经气，使之气行血行，通则不痛；合谷为手阳明大肠经之原穴，能升能降，能散能通，能走能守，使清轻之气上浮，泻合谷能清气分之热，配太阳能散风解表，通经活络。总之，“头痛八针”的功能是通经活络，扶正祛邪，疏风止痛。根据不同的证型，分别采用补、泻手法，用于治疗各种头痛。另外，可根据头痛的部位，配合局部取穴，收效更好。

本组 7 例的治疗即为“头痛八针”的具体应用。例一，证属外感风热，邪袭络脉，治以祛风清热，活络祛邪，取“头痛八针”化裁，用神庭易风府。施以泻法。神庭亦为督脉穴位，配百会解表散热，清脑止痛。针治 2 次，感冒已愈，原方加攒竹（足太阳膀胱经穴），以增强解表之功，再针 10 次而愈。

例二，证属邪客少阳，络脉阻滞，治以和解少阳，疏通脉络。该例为偏头痛，采用王乐亭老医生针治偏头痛的经验方：丝竹空透率谷，头维透曲鬓，风池透风府三组透穴。丝竹空属三焦经，率谷属足少阳胆经，二穴相配，能和解少阳，舒理气机；头维、曲鬓属足阳明胃经及足少阳胆经穴，也是局部取穴，功能为调气和血；风池、风府，属胆经及督脉穴，功能为解表疏风。采用透刺法旨在一针贯数经通数穴，既沟通经气，又免于多刺易伤皮卫之弊。三组透穴相配，用于患侧，补泻手法随证变换。该例为左侧偏头痛，故用上方（施以泻法）加合谷、阳陵泉。合谷为四总穴之一，取其降逆、清热、散风；阳陵泉为胆经之合穴，合主逆气而泄，故能降肝胆之逆气，搜头面之风邪，共针治 7 次而头痛缓解。

例三、例四，均系外感表证已解，余邪未尽，脾胃受损，以致头痛等证。治以疏散余邪，健脾和胃。例三用“头痛八针”加神庭表散余邪，加中脘、足三里、太冲健脾和胃，全方扶正祛邪。经针二次，头痛缓解，经一疗程迁延三个月的头痛即获痊愈。例四并发湿邪内蕴，阻滞经络，脾失运化，胃失和降，症状较显著，故以“老十针”方健脾和胃为主；加百会、攒竹通阳疏散余邪；加关元补肾助阳，釜底添薪，以助脾土之运化。经针 3 次，头晕头痛等症大减，再加三阴交益肾健脾。又由于湿阻经络，以致患者自觉下肢发凉，关节酸痛，故加用膝阳关、阳陵泉舒筋利节，针治 6 次症状基本消失，后用手足十二针方通经活络，调和气血而收功。

例五，证属肝胆火旺，郁阻脉络所致左侧偏头痛，仍可用治疗偏头痛之经验方（详见附录“验方集锦”），加合谷、太冲，以清泻肝胆之郁火，活络而止痛。

例六，证属肝胆湿热，郁阻脉络所致左侧偏头痛。治以清热利湿，通经活络，用治偏头痛方1、方2组穴加列缺、合谷，以调气机，助气化，使邪去而正安。

例七，证属气血两虚，肝胆气逆所致头痛。治以调补气血，平肝降逆。用治偏头痛方加内关、合谷、太溪。内关为心包经之穴，理气舒郁，清三焦之热，以平肝降逆；太溪为足少阴肾经之原穴，施以补法以滋肾水，二穴相配使之水火相济，安神镇静；合谷功能为调理气血，疏通经络。针治3次，头痛减轻，7次后睡眠已安，共针12次而愈。

牙　痛

傅某，女，54岁。初诊日期：1963年4月。

患者三年来右侧下牙疼痛，时而发作，开始服用止痛药可以缓解，以后逐渐无效。近几天又发作，影响睡眠，大便干燥，尿黄，服中西药无效。患者面黄，检查无龋齿，局部无红肿，但自觉牙痛难忍，呻吟不已。舌质淡红，舌苔薄黄，脉弦数。

【辨证】阳明郁热，上犯齿部。

【治法】清热止痛。

【处方】下关　合谷　内庭

【手法】泻法。

治疗经过：针后牙痛略减，大便仍干，尿黄。取穴下关、合谷。二诊后疼痛大减，大便已下，取穴同上。三诊后牙痛已愈。

【按语】牙痛为口腔科疾患的常见症状之一。临证有虚、实之别。牙痛主要与胃经郁火和肾阴不足有关。手足阳明经脉分别入上下齿。若大肠、胃腑蓄热，或风邪外袭，郁而化火，火邪随阳明经上窜而发牙痛属于实证。肾主骨，齿为骨之余，肾阴不足，虚火上升，也可以引起牙痛，属于虚证。

本例系因阳明郁热上犯齿部所致。由于阳明腑热，故见大便秘结，小便色黄，舌苔黄，脉弦数。治法取合谷，为手阳明大肠之原穴，有镇痛通经之功，并能泄手阳明经之热，也是大肠燥结上取合谷之机理所在。下关为足阳明胃经，足少阳胆经之会；内庭为足阳明胃经所溜为荥，刺之能疏泄阳明经气，功能为清胃泄热，理气止痛。上方均用泄法，功能为清手足阳明之郁热，热邪得除，经气疏通，则牙痛自愈。

肩痛

例一：华某，男，65岁。初诊日期：1976年6月13日。

患者六个月来右肩作痛，向后或抬肩受限，活动障碍。阴雨天疼痛显著，睡眠、食欲、二便尚可。检查：肩部无红肿，局部肌肉略见萎缩松弛。舌质淡红，舌苔薄白。脉弦细。血压160/90mmHg。

【辨证】气虚血亏，风邪阻络。

【治法】益气养血，祛风活络。

【处方】肩三针（加灸） 腋缝透胛缝 合谷 曲池 内关 阳陵泉 足三里 三阴交

每周3次，12次为一疗程。

【手法】上肢用泻法加灸，下肢用补法。

治疗经过：针灸5次，肩痛减轻，但仍不能向后抬肩，依上方治疗两个疗程，肩痛显著减轻，抬肩稍提高，能用毛巾擦脸。间隔两周后又针治两个疗程，肩痛缓解，右手已能梳头，局部肌肉张力增加，血压140/90mmHg。继续针治三周，肩痛已除，肩关节活动自如，其他无不适，停针观察。随访半年未复发。

例二：袁某，女，57岁。初诊日期：1975年10月17日。

患者右肩部疼痛，活动后则疼痛加重，近日来更加重，局部怕冷畏寒。气候温暖时，也要用棉絮护肩，稍受风吹则酸痛难忍，活动受限。自觉心烦意乱，睡眠不实，食纳一般，二便如常。经某医院检查诊为肩周炎，经过治疗，效果不明显。患者体瘦，舌质淡，苔薄白，脉沉细无力。

【辨证】气虚寒凝，经络阻滞。

【治法】益气散寒，疏通经络。

【处方】肩三针 曲池 内关 合谷 肩髃 大椎（灸）

【手法】泻法加灸。

治疗经过：针灸4次，肩痛减轻，其余无变化。原穴加腋缝透胛缝，继针7次，右手已能梳头，但向背伸仍有酸痛。再以上法针灸6次，肩痛已除，活动自如。

例三：谭某，女，46岁。初诊日期：1966年5月23日。

患者十余日前，因在田间劳动大汗出，休息时受风，次日右肩感觉酸痛：曾拔火罐二次，疼痛未减，且日渐加重，肩部活动受限，睡眠不安，有时痛醒，饮食一般，二便正常。平素月经周期后错，色淡量少，三日净。患者面色黄，肩部无红肿，有拔火罐痕迹。舌质淡，舌苔薄白，脉象弦滑。

【辨证】血虚受寒，邪客经络。

【治法】益气养血，温经散寒。

【处方】肩髃　曲池　外关　合谷

【手法】泻法。

治疗经过：经针刺二次，肩痛大减，稍能背伸。取穴同上加腋缝透胛缝，四诊后疼痛已除，右肩活动自如，不但能抬举，背伸时也自如，并能摸到对侧肩胛骨下角，自觉症状消失，功能恢复正常，停止治疗。

【按语】肩部疼痛，肩关节功能受限，甚则肌肉萎缩，中医称为“漏肩风”或“肩凝症”，属于痹证范畴。因其发病的年龄多在50岁左右或以上，故又有“五十肩”之称。本病多因正气亏损，风寒湿邪乘虚而入，阻滞经络，气血流通不畅，或因积劳受损以致气血不和，筋脉失常，气血凝滞，经脉不通，不通则痛，故而肩臂活动受限，甚则废痿不用。王乐亭老医生治疗此症，一般多采用阳明经穴，因其为多血多气之经，若气血充沛，经络疏通，则痹痛可止，关节活动滑利。他惯用经验方“三肩”，即肩髃、肩髎、肩贞三穴。此三穴属于手三阳经，位于肩部，为局部取穴，针效显著。但王乐亭老医生取穴部位与一般取法有所不同。

例一，除有肩痛外，血压偏高，证系气虚血亏，气血失和，阴虚肝旺，兼受外邪，经络阻滞。治以调理阴阳，疏通气血。方用三肩加灸，旨在温经散寒，活血通络，舒筋利节止痛，扶正祛邪。方中腋缝透胛缝，乃由阴经透阳经，从阴引阳，使其气血通行；又用一经透二经贯三穴，使其经气沟通。取合谷、曲池、内关使之阴阳经穴相配，以调理气血。其中合谷能升能降；曲池走而不守，疏通经络；内关为心包经穴，心包为相火，针刺以泻火降逆。阳陵泉、足三里、三阴交为下肢经穴，病在上而取其下，使之经气上下通达。一般临床医生在治疗肩凝症时多取条口穴，王乐亭老医生却很少使用，而惯用足三里，并刺之较深（三寸）使之气血通行，深刺足三里，能使巅顶之邪下行又为他的独特体会，所以用于血压高者更为适宜。阳陵泉为胆经之合穴，肝胆相表里，取其平肝降逆；三阴交为三阴经之交会穴，患者年迈肾虚，针三阴交育阴柔肝。经治六个疗程，不但肩痛消失，肌肉萎缩及肩臂功能均已恢复，血压也恢复正常。

例二，病情较轻，无其他兼证，故除取上述有关经穴外，加灸大椎，使之阳气通达，正气旺盛，以祛散寒邪，通经活络。

例三，因汗受邪而发病，加用外关穴，以助解表祛邪之功，其他穴位同上，仅治 4 次，症状消失，功能迅速恢复。

胃 痛

例一： 李某，男，49 岁。初诊日期：1972 年 10 月 14 日。

患者有胃痛病史，经常反复发作，近一年来，胃脘疼痛尚未作。前几天因出差来京，饮食不调，胃痛又发作，现觉胃脘作痛，喜按，饭后腹胀满，矢气较多，排气后腹胀缓解，食纳不佳，二便尚可，舌苔薄白，脉沉细。

【辨证】脾胃虚弱，运化失司。

【治法】健脾理气，消食止痛。

【处方】“老十针”方：上脘　中脘　下脘　气海　天枢　内关　足三里

【手法】补法。

治疗经过：针后胃脘胀痛减轻，矢气仍较多。次日来诊。仍按原方隔日 1 次，连针 3 次，胃脘胀痛已除，其他无不适。

例二：柳某，男，42 岁。初诊日期：1966 年 4 月。

患者胃痛已一年余，开始由饮食不节而致，自觉饭后上腹部疼痛、胀满，伴有嗳气、吞酸，经服中药稍见好转，但有时胃痛仍作，伴有恶心、吞酸、大便不调，有时溏便日解 1～2 次。少腹部发凉，喜热饮，身畏寒，神疲，气短，语声低沉，面黄体瘦。舌苔薄白腻，舌质淡，脉沉细。

【辨证】脾胃虚寒。

【治法】健脾温中。

【处方】“老十针”加减：中脘　气海　天枢　内关　足三里　公孙（灸中脘、气海）

隔日 1 次。

【手法】补法。

治疗经过：针刺 3 次后，胃痛减轻。针刺 6 次，胃痛已止，少腹发凉减轻，大便成形。仍以原方，每周针灸 2 次。继治 4 次，胃脘痛未再发作，腹胀大减，嗳气、吞酸次数减少。继以上法针灸，两次后停诊，并带回艾条自灸中脘、关元二穴。两月后追访，胃脘痛未发作，饮食见增，少腹凉感已消失。

例三：张某，男，14 岁。初诊日期：1970 年 5 月 27 日。

患者外出春游，因大量吃冷饮食，以致胃脘剧痛，痛时拒按，喜暖，不思饮食，曾在某医院诊为胃痉挛，经服西药，未见好转，遂来我院就诊。现仍觉胃脘疼痛难忍，坐卧不安，伴有呕吐。舌苔薄白，脉沉紧。

【辨证】寒邪阻遏中焦，肝胃不和。

【治法】温中散寒，降逆和胃。

【处方】“老十针”方：上脘　中脘　下脘　气海　天枢　足三里　内关

留针 20 分钟。

【手法】补法。

治疗经过：针后胃脘疼痛减轻，仅感隐隐作痛。次日复诊，胃痛未作，已能进食，未吐。又按上方针刺，然后灸中脘，留针 30 分钟，起针后胃痛已除。

例四：李某，女 43 岁。门诊号：604421。初诊日期：1977 年 3 月 31 日。

胃痛已数年，经常发作，每次发作多与情绪波动有关。近几天又因生气而致胃部胀痛，痛时喜热饮，喜按，不欲进食，食后胃胀满加重，以致影响睡眠。大便溏稀，舌苔薄白，脉象沉细涩。

【辨证】肝郁气滞，脾胃虚寒。

【治法】疏肝理气，温中散寒。

【处方】“老十针”方加减：章门　中脘　气海　天枢　内关　足三里（灸中脘、天枢）

【手法】泻章门，其他穴位用补法。

治疗经过：经针灸1次，胃脘疼痛未作，食欲增加，饭后无胀满，大便已成形。按原法隔日针灸1次，连续4次，胃痛未作。

例五：刘某，女，20岁。初诊日期：1969年8月6日。

患者一个月前因情绪郁闷而致胃脘胀痛，喜按，饭后较甚，胸胁胀满，有时呃逆，食纳量少，疲倦无力，睡眠不安，夜寐多梦，二便自调。舌苔薄白，舌质淡，脉沉弦。

【辨证】肝郁气滞，肝脾不和。

【治法】舒肝理气，健脾和胃，调中益气。

【处方】“老十针”方：章门　中脘　内关　气海　天枢　足三里

留针25分钟，隔日1次。

【手法】章门用泻法，其他穴位用补法。

治疗经过：针后胃脘胀痛减轻，食纳增加，呃逆已除。再以上方针刺两次，胃胀痛缓解，其他无异常。

例六：韦某，男，45岁。门诊号：605140。初诊日期：1977年10月10日。

胃痛已四年。近来胃痛又发作，自觉右下腹隐隐作痛，并牵掣背部，每因生气、着急或饮冷则胃脘疼痛加重，纳差，二便自调。舌苔薄白，脉细弦。

【辨证】脾胃虚寒，运化失司。

【治法】补中益气，温中散寒。

【处方】“老十针”方：章门　中脘　气海　天枢　内关　足三里（灸中脘）

每周3次。

【手法】补法。

治疗经过：针治 10 次，胃脘疼痛未作，但饭后仍感腹部胀满，纳食量少。再用老十针方，每隔 2 日针 1 次。针刺 1 个月，胃痛未作，纳食增加，其他无不适。

【按语】胃痛即胃脘痛，是临床常见证候之一。由于疼痛部位接近心窝部，故中医又称“心痛”“心口痛”。引起胃脘痛的病机是胃气中阻，不通则痛。引起胃气中阻的原因较多，例如：感受寒邪，忧思郁怒，肝气犯胃，邪热燔灼，蓄食停饮，痰涎湿浊，瘀血虫积，或因素体脾运失健，脾胃虚寒等。王乐亭老医生治疗此类病证，首选他的经验方“老十针”方：上脘、中脘、下脘、气海、天枢（双）、足三里（双）、内关（双）。其功能为调中健脾、理气和血、升清降浊、调理肠胃。对于胃脘痛的寒实证或实热证均用泻法，虚寒证用补法或针后加灸（详见“诊余漫话”中“老十针赞”一节）。本组共计 6 例，均有不同程度的脾胃虚寒，故治以温中散寒、理气止痛为主，采用“老十针”方，施以补法。其中例二虚寒明显，故加公孙。该穴属于脾经，以增强健脾助运之力。同时灸中脘、气海，以加强温中之效。而后又嘱患者自灸中脘、关元取其助阳散寒，故能迅速收效。例四、例五、例六，均见有肝郁气滞诸证，故以老十针为主方，加章门以疏肝理气健脾，均获满意效果。其中速效者，针到痛消，立竿见影，缓效者，针刺 10 次而收功。

腹 痛

例一：马某，男，22岁。初诊日期：1975年10月4日。

患者三个月来右侧少腹部疼痛，痛重时可串至右侧睾丸。自觉腰部酸凉，腹内肠鸣，腹部胀气，矢气较多，大便时稀，小便清长，面色黄白。舌苔薄白，脉沉细。

【辨证】脾肾阳虚，下焦虚寒。

【治法】补益脾肾，温中散寒。

【处方】“老十针”方加减：中脘　气海　关元　天枢　三阴交　足三里

【手法】补法。

治疗经过：针刺2次，少腹痛稍减。继用上方，又针4次，少腹痛已完全缓解，矢气减少，大便成形。再用上方针刺6次，诸症皆愈。

例二：李某，男，28岁。初诊日期：1973年10月4日。

左侧少腹疼痛放射至睾丸部已一年余。自述系因滑冰时掉进河里，受冰水冷击而致。西医诊为“疝气”。以后每因情志不遂或受惊之后疼痛加重。经检查腹部无包块，疼痛时喜揉按，而且揉按后疼痛缓解。胃纳量少，时有呃逆，腹部胀满，排气后当能缓解，大便时稀，小便正常。舌苔薄白，脉沉细。

【辨证】寒滞肝脉，下焦虚寒。

【治法】疏肝理气，温经散寒。

【处方】“老十针”方：章门　中脘　气海（灸）天枢　内关　足三里　加大敦（灸）

隔日1次。

【手法】均用补法。

治疗经过：连续针灸3次，左侧少腹坠痛以及睾丸串痛均减轻，腹部胀满亦见轻，呃逆未作，大便同前。又继续针灸7次后加灸天枢，少腹睾丸串痛未作，胃纳已正常，腹胀消失，大便正常。又针灸3次，以巩固疗效。

【按语】腹痛为胃肠道常见症状之一，多因气滞、血瘀、寒滞、湿热或脾虚气弱而致。上述二例皆属下焦虚寒。脾肾阳虚则气滞寒凝，故见腹部作痛、肠鸣、矢气、便秘；脾不运化则食少，舌苔白；肾阳虚，故见腰酸肢冷。王乐亭老医生治疗此证采用他的经验方“老十针”方，或根据“老十针”进行加减。例一为“老十针”方，去上脘、下脘，加关元、三阴交，功能为补中益气，温中散寒，调理胃肠，适用于脾胃虚寒、腹部冷痛等症。例二为“老十针”方加灸大敦。“老十针”方之功能为补中益气、温中散寒，因为大敦是足厥阴肝经之井穴，“井”为经气所发，足厥阴肝经环阴器抵少腹，故加大敦以加强温肝经散肝寒之功。

腰　腿　痛

例一：于某，女，73岁。病历号：605293。初诊日期：

1977 年 10 月 29 日。

患者素有腰痛史，多因气候变化而诱发。半月前因受凉腰腿疼痛不能转侧，疼痛放射至左腿，行走抬腿时疼痛加重。曾服中西药，效果不明显。由家属搀扶来诊。舌苔薄白，脉沉细。

【辨证】肾气亏损，寒客经络。

【治法】益肾散寒，疏通经络。

【处方】腰痛八针方：肾俞　大肠俞　命门　腰阳关　委中（灸肾俞、命门）

每周 3 次。

【手法】补法。

治疗经过：1977 年 10 月 31 日复诊，腰痛减轻，已能左右转动，走路仍感困难，抬腿则痛。继以前方治疗，至 1977 年 11 月 14 日腰痛已除，抬腿活动自如。

例二：吴某，女，45 岁。初诊日期：1976 年 9 月 4 日。

患者已往体健，从事农业劳动。四年前冬季因平整土地汗出当风，骤患腰腿疼痛，曾服中药治愈。此后，双下膝部每逢秋冬则隐隐作痛，未能继续治疗。近半年来发作频繁，疼痛逐渐加重，以致卧床不起；膝部疼痛明显，红肿发热，活动僵硬，翻转困难；胃纳尚可，睡眠欠佳，大便干，小便黄。舌苔薄黄，脉细弦数。

【辨证】风寒阻络，郁久化热。

【治法】清热疏络，调理气血。

【处方】

方 1：腰痛八针方：肾俞　大肠俞　命门　腰阳关　委中加环跳

方 2：鹤顶　犊鼻　阳陵泉　足三里　膝阳关透曲泉

两组配方交替使用，隔日 1 次。

【手法】泻法。

治疗经过：针治 10 次，腰腿痛止，膝关节红肿消失，能扶拐杖下地步行，但仍感关节僵硬不够灵活。夜寐尚安，二便正常。舌苔薄白，脉弦细。继按前法通经活络，滑利关节。取鹤顶、犊鼻、阳陵泉、足三里、膝阳关透曲泉。针刺 5 次，膝关节活动正常，恢复体力劳动。

例三：程某，男，40 岁。初诊日期：1963 年 4 月。

患者三月前突然感到腰痛，次日自腰部沿臀部向左下肢外侧放射，串至足部，不能着地步行，大声咳嗽则疼痛剧烈，翻身亦感困难。睡眠欠佳，纳食不香，二便正常。经某医院检查，诊断为坐骨神经痛，经治不愈。患者面色黄，舌苔薄白，脉沉紧。检查腰两侧有压痛，叩击时左下肢疼痛明显，并串至左侧小腿，肌肉松弛，无明显肌肉萎缩现象。

【辨证】脾肾两虚，经脉失养。

【治法】健脾补肾，濡养经脉。

【处方】肾俞　环跳　委中　足三里　阳陵泉

【手法】补法。

治疗经过：治疗 2 次，腰腿疼减轻，已能翻身。针刺 5 次，左下肢能着地走动数步。针刺 7 次，疼痛显著减轻，已下地走路。仅在一天内偶有轻度疼痛 2 ～ 3 次，持续时间也很短暂。继续针刺 3 次（共计 10 次）而疼痛缓解。

【按语】腰腿痛为临床常见症状之一，患者多为青壮年男性或老年。中医认为腰为肾之府，腰脊部内属于肾、外络诸经，故腰痛与肾的关系极为密切。腰痛多因外受风寒湿邪、扭挫外伤以及房劳伤肾所致。由于腰脊部经脉受阻，气血运行不畅，往往掣引一侧或双侧下肢而致腰腿俱痛。腰腿痛多为缓慢发展而致，但也有因为急性腰部外伤而致腰腿痛。

王乐亭老医生治疗腰痛或腰腿痛，多采用他的经验方“腰痛八针”。本方的组成为：腰阳关、命门、肾俞（双）、大肠俞（双）、委中（双）。方中有督脉的命门、腰阳关；膀胱经的肾俞、大肠俞、委中穴。督脉起于胞中，贯脊络肾；肾主骨，与膀胱相表里，取督脉之命门、阳关，功能为补肾、强腰脊、壮筋骨；肾俞、大肠俞为足太阳经穴；太阳经主一身之表，《内经》中也有“卫出下焦”之说，所以补肾气可以固护卫气，四穴相配，统治外感内伤腰痛。关于委中穴，宋·马丹阳《十二穴主治杂病歌》中说：“委中曲瞅里，横纹脉中央，腰痛不能举，沉沉引脊梁。酸痛筋莫展，风痹复无常，膝头难伸屈，针入即安康。”可以说这是对于委中功能的详细描述。因此，王乐亭老医生从整体与局部相结合的观点拟定了本方，并在实践中得以验证。

例一，患者年逾古稀，肾气虚衰，寒邪乘虚而入，客于经络，迁延日久，每逢气候变化则腰痛加剧。寒为阴邪，主收引凝滞，使经络气血闭阻，不通则痛。腰为肾之府，肾属下焦、主骨，故腰腿疼痛不能转侧，行走艰难。使用腰痛八针方补肾固表，通经活络，加灸肾俞、命门旨在温肾助阳，温经散寒。诸穴相配，扶正祛邪，疏通气血，通则不痛矣。历经半个月针治而愈。

例二，患者因下地劳动汗出当风，以致风寒阻滞经络，气血不通，郁久化热，故膝关节红肿热痛，大便干燥，小便色黄，舌苔薄黄，脉细弦数。治用腰痛八针（泻法）疏风散寒、扶正固表。泻大肠俞以清热通便，加环跳疏通经气，为治腰腿痛病之要穴。再加鹤顶、犊鼻属于局部配穴。前者为经外奇穴，后者属足阳明胃经穴位，用以疏通局部气血，活络止痛。王乐亭老医生对于犊鼻的取穴方法与众不同，位于髌骨下缘内外膝眼之间；阳陵泉、足三里合用，舒筋活血、强壮筋骨；膝阳关透曲泉，通利关节而止痛，一针贯两穴通三经，不但作用强而且少伤表卫之气。经15次治疗，诸证消除，下肢关节活动恢复正常。

例三，患者为脾肾虚弱，经脉失养以致腰腿痛。脾主肌肉、四肢，脾气虚弱，肌肉失荣，故见下肢肌肉松弛。肾主骨、生髓，肾虚则髓空，骨失其养。肝血虚亏则筋骨不利，步履艰难。治以腰痛八针方化裁。方中肾俞补肾养肝；环跳、阳陵泉疏通经络；委中活血止痛；足三里健脾养血。脾肾气足则精血充盛，肌肉筋脉得养，经脉气血通畅，通则不痛矣。

呃 逆

李某，男，45岁。初诊日期：1976年9月15日。

数日来自觉胃脘不适。三天前早饭后呃逆发作，逐渐加重，以致呃逆频作，午饭后更加重。曾经某医院治疗未效。现症：呃逆不止，影响进食，但不呕吐。胃脘不适，胸部发闷，疲乏无力，夜寐不安，大便二日未解，小溲短赤，面黄体胖，舌苔黄腻，舌质红，脉弦滑。血压150/90mmHg。

【辨证】肝郁胃热，上气呃逆。

【治法】疏肝和胃，清热降逆。

【处方】中脘　气海　天枢　内关　章门　足三里

巨阙　丰隆

【手法】泻法。

治疗经过：次日复诊，针后呃逆稍减而歇止，拟用下方：巨阙、中脘、膻中、天突、气海、足三里、太冲。三诊呃逆渐缓，再拟下方：幽门、中脘、气海、天枢、内关、章门、足三里。四诊呃逆基本缓解，每日发作 6 ～ 7 次，已能进食，胃脘不适已消除，仍按上方针治。五诊：共针治 5 次，呃逆已除，饮食正常，大便已通，按上方再针治 1 次。一个月后随访未再复发。

【按语】呃逆是指气逆上冲，呃逆连声，短促频繁，不能自控的证候，俗称“打嗝”，古名为“哕”。多因感受寒凉、饮食不节，或情志不舒、肝火犯胃，以及劳累太过、中气耗伤，致使气机逆乱，发为呃逆。若见于久病重症患者，如呃逆时作不休，属于胃气将绝的危象。临床可分为虚实两类，呃声有力者为实，无力者为虚。寒证畏冷喜暖，热证口渴便秘；食滞则腹满，嗳腐吞酸；肝郁则胁胀，脘闷纳呆；兼见畏寒肢冷，则为阳气虚衰之证。

本例证系肝郁胃热、胃气上逆而致呃逆频作，治以疏肝理气、清热和胃之法。使用“老十针”方化裁，均用泻法。方中气海、中脘、天枢、内关、足三里调中和胃；章门疏肝理气；加巨阙以降胸膈之逆气；丰隆为胃经之络穴，能调胸膈降逆气，清热化湿。故针治一次症状减轻。为增强其调气降逆、宽胸利膈之功，加用膻中、天突、气海、太冲、幽门等穴。经治 6 次，呃逆已除，饮食、二便恢复正常。

呕 吐

吴某，男，28岁。初诊日期：1954年3月。

患者一月前开始自觉晚饭后胃中不适，随即呕吐，吐出物均为不消化的食物，呕吐之后胃中不适随之消失。次日，早饭后又发作，且伴有呃逆。曾服西药好转，但进食则泛吐约半。现症：胃中嘈杂，由于呕吐较重而不敢进食，曾经检查诊为神经性呕吐。夜寐不安、多梦。大便干，三日一行。小便量少，口干无味，体瘦，面色黄。舌苔薄白，舌质红，脉细弱。

【辨证】肝气不舒，横逆犯胃，胃气上逆而作呕。

【治法】舒肝和胃，降逆止呕。

【处方】

方1：左章门　右合谷

方2："老十针"方

【手法】泻法。

治疗经过：用方1针刺3次，呃逆已除。但仍时有呕吐，睡眠尚差。继用老十方治疗3次，进食后胃脘部仍感不适。再用"老十针"方针刺，另投一药方（旋覆花9g，代赭石12g，沙参9g，陈皮9g，竹茹9g，枳壳9g，3剂）一月后痊愈。

【按语】呕吐为多种疾病常见的伴发症状之一。多因胃失和降、胃气上逆所致。胃主受纳和腐熟水谷，其气主降，以下行为顺，胃气上逆则发呕吐。如《圣济总录·呕吐篇》

说："呕吐者，胃气上而不下也。"影响胃气和降的因素多为外感六淫、内伤七情，以及饮食不节、脾胃虚弱等。王乐亭老医生治疗此症多选用他的经验方"老十针"加减，根据他的"治其本，以胃为先"的学术观点，对于胃气失和而致呕吐的证候则更为切中。"老十针"方之功能为调中健脾，理气和血，升清降浊，调理胃肠。

本例患者证系肝胃不和、胃气上逆，治以舒肝和胃、降逆止呕。拟用处方两组。方 1 为左章门，右合谷；方 2 为"老十针"方。方 1 为王乐亭老医生治疗呕吐的经验方。章门之功能为疏肝理气，取其左侧者，因肝气上行于左；合谷降逆止呕，取其右侧者，因为右侧主气，均以顺应肝气左升右降之气机循行之理。故经针 3 次呃逆已除，但呕吐仍存，再以"老十针"治疗 3 次而获效，继以此方巩固，用中药 3 剂相辅，一月后痊愈。

腹　泻

例一：崔某，女，50 岁。初诊日期：1967 年 6 月。

患者呕吐、腹泻 3 天，日泻 4 ～ 5 次。第一天服四环素 8 片，次日呕吐已止，但仍腹泻，伴有腹痛肠鸣，四肢酸软无力，纳食无味，小便短赤。化验大便，黏液 +，白细胞 2 ～ 4，红细胞 1 ～ 3。诊断为急性胃肠炎。面色黄，脉沉细无力。

【辨证】寒伤中焦，肠胃不和。

【治法】温中散寒，调理肠胃。

【处方】“老十针”（灸关元）

【手法】补法。

治疗经过：经治一次，症状大减，腹泻次数减少。二诊后腹泻已止；大便成形，日解一次；时有肠鸣。三诊后腹泻肠鸣均消失。

例二：刘某，男，45岁。初诊日期：1964年4月。

患者今日中午饭后下地劳动，突然腹痛呕吐，吐出物为未消化的食物，随即腹泻两次，回家后又呕吐腹泻两次，腹部绞痛，四肢发凉，饮水即吐，服合霉素未效。面色苍白，呻吟不已。舌质淡，苔薄白，脉象沉细无力。

【辨证】寒邪中阻，肠胃失调。

【治法】温中散寒，调和肠胃。

【处方】“老十针”方加减：中脘 气海 天枢 内关 合谷 足三里（灸中脘、神阙30分钟）

【手法】补法。

治疗经过：针后当晚腹痛减轻，吐泻未作，尚有头晕，四肢乏力，不欲饮食。继用上法治疗，症状消失，饮食增加，三诊后痊愈。

例三：黑某，男，25岁。初诊日期：1967年8月。

患者昨日开始腹痛泄泻，身热（体温38.5℃）；大便呈水样，色黄带血，便后有黏液，日泻7～8次，肛门灼热；曾服抗生素，腹痛稍减。今晨腹泻3次，小便量少而色黄。化验检查：白细胞13400。舌苔薄黄，脉象滑数。

【辨证】暑湿伤中，肠胃失调。

【治法】清热祛湿，调理肠胃。

【处方】委中穴放血，“老十针”方。

【手法】泻法。

治疗经过：针后当天夜间腹痛减轻，仅遗阵发性疼痛，腹泻一次。继以“老十针”方治疗。二诊后腹痛已愈。软便一日二次，脓血已消失。尿量增加，仍黄。继针一次，而后停针。

【按语】腹泻系指排便次数增多，粪便稀薄，甚至泄下呈水样便，中医称为“濡泻”“飧泻”“洞泻”“注泻”“下利”等。多因感受外邪、内伤七情或饮食不节引起脏腑功能失调，影响脾胃运化功能所致。王乐亭老医生治疗本病以“老十针”方为主方，对其实证则用泻法，对其虚证则用补法，对其寒证多加灸法。在同一方中，也可根据不同的情况施用手法，泻实补虚，调理中州，随机应变。

例一、例二均系寒伤中焦、肠胃不和，以致泄泻呕吐，腹痛肠鸣，治以温中散寒，调理肠胃，均用“老十针”方以调中健脾，升清降浊，调理肠胃。例一加灸关元，以温散寒邪。例二见有四肢厥逆，饮入即吐，寒象较著，故加合谷，升清降浊；加灸中脘、神阙以加强温中散寒之功。

例三证属暑湿伤中、肠胃失调，以致腹痛泄泻、身热等证，治以清热祛湿、调理中州，先用委中放血以清热，继用“老十针”方调理肠胃，升清降浊，调中和胃，迅速获效。

胃下垂

邓某，女，25岁。初诊日期：1977年3月21日。

患者两年来自感胃部不适，饭后胀满尤甚，多进食则恶心欲吐。近日来饮食渐减，身疲乏力，睡眠、二便尚可。经某医院X线钡餐摄片检查，胃底在髂嵴连线下10cm，诊断为胃下垂。患者面黄肌瘦，舌质淡、无苔，脉细涩。

【辨证】脾胃虚弱，中气下陷。

【治法】补中益气，升阳举陷。

【处方】“老十针”方：上脘　中脘　下脘　气海　天枢　内关　足三里

每周3次，12次为一疗程。

【手法】补法。针天枢斜上透中脘（图16）。

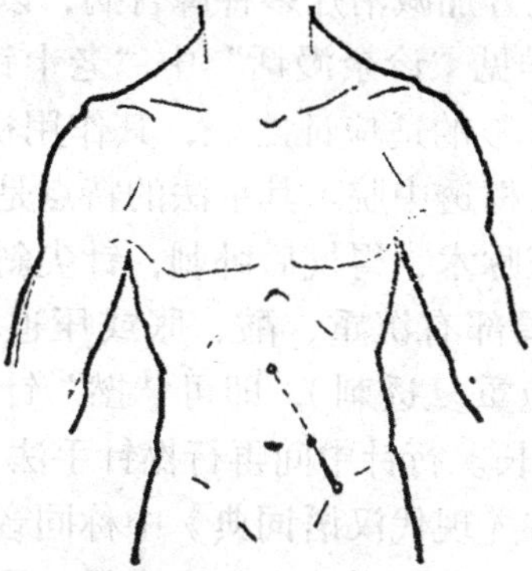

图16　天枢透中脘

治疗经过：针刺5次，胃脘闷胀减轻，食后渐舒。加灸气海、中脘，续治6次，胃脘胀闷已极轻微，恶心未作，食量增加；经X线钡餐复查，胃底部上升7cm。继以“老十针”加关元治之，6次后X线钡餐复查，胃底部位置已恢复正常，症状全部消除。随访半年未再复发。

【按语】患者系因脾胃虚弱、中气下陷以致胃腑下垂。胃主受纳，脾主运化，互为表里，脾胃不健，升降失和，运化无权，故饭后胃脘胀闷；胃气上逆，以致恶心欲吐。脾主肌肉、四肢，脾气不足则身疲肢乏，面黄肌瘦。脾主中州，为中气之本源，中气不足，升举无力，故胃腑下垂。

王乐亭老医生以“老十针”用补法，并针天枢斜上透中脘为主穴。方中三脘（上脘、中脘、下脘。下同）、足三里健脾调胃；气海补气扶正，天枢调和肠胃；内关宽胸理气以消胀止呕。全方共奏补中益气、升阳举陷之功。“老十针”方是王乐亭老医生根据《脾胃论》的学术思想，结合数十年针灸临床经验，合理配伍，逐步精选穴位，最后确定的经验方，并以此方加减治疗多种脾胃病，以及外、妇、儿科等多种疾病（详见“诊余漫话”中“老十针赞”一节）。胃下垂是“老十针”的适应证之一，其作用机理除上述者外，独特之处在于天枢透中脘。其手法的特点是：用毫针直刺天枢，进针后用雀啄术，得气后卧刺，针尖斜向内上方，直至中脘穴下，待局部有沉重、酸、胀或压迫感觉时，以示得气（如未得气应重复透刺），即可“撚”针并用补法。留针1小时或酌情延长。行针中间再行撚针手法1次。所谓“撚”与“捻”字，在《现代汉语词典》中称同音同义。但王乐亭老医生认为两字在针刺手法上同中有异。因为捻针动作力度较大，但是“撚”（王老医生读“然”）针是顺其自然而又轻微柔和的捻转。天枢透中脘是王乐亭老医生仅用于胃下垂的透刺手法，对于其他脾胃病均不使用。天枢为手阳明大肠经之募，中脘是足阳明胃经之募。募者汇聚之意，是胃与大肠经气聚汇于腹部的穴位，取其经气汇聚而旺盛，引以鼓动胃气。同时他还强调，透刺的方向必须自下而上，即所谓针芒所向，气至病所，以期达到补中升提之功。其所以采用针刺透穴法，旨在一针贯数经（或数穴）。天枢透中脘，一针可以贯足阳明胃经、足少阴肾经和任脉，可以贯两穴。通过透刺不但可以起到沟通经气、疏通气血、互补互滋的作用，又可避免针刺多处易伤皮卫之害。如果胃下垂不明显，或是已经治疗而见好转时，也可以天枢透下脘，起到补中托胃之功。所谓“提举”与“托举”，仅仅是程度上的差别。天枢透中脘或透下脘，是他在治疗胃肠道疾病经验的基础上，专门针对胃下垂而创用的独特针刺手法。经过反复实践，如果配伍得当，确有卓效。通过本例的治疗，仅仅一个多疗程，不但改善了症状，而且使胃腑位置升提复位，脾胃运化功能康复，足以窥见一斑。

眩　晕
（高血压）

例一：刘某，男，55岁。初诊日期：1963年7月22日。

患者血压偏高已四五年之久，并经常有波动（血压经常在200～180/120～100mmHg）。平时头目眩晕，失眠，站立不稳。近一月来因生气而右半身麻木，走路不稳，需人搀扶。两腿不能高抬，走路时脚部擦地。纳呆，胸胁胀，睡眠较差，大便干燥。经服中西药右半身麻木好转，余证同前。形体肥胖，面色红润，舌苔黄厚，脉弦滑。血压180/110mmHg。

【辨证】肝火亢盛，筋脉失养。

【治法】平肝泻火，濡养筋脉。

【处方】百会　风府　手足十二针方（曲池　内关　合

谷　阳陵泉　足三里　三阴交）

每周 3 次，12 次为一疗程。

【手法】百会、风府用泻法。手足十二针方的阳经穴用补法，阴经穴用泻法。

治疗经过：经针一疗程后，右半身麻木继续有所好转，脚底着地能够持力，胸闷发胀减轻。仍按原方治疗一疗程，右侧半身麻木已大见好转，能独立活动，复查血压 170/100mmHg，头目眩晕减轻。继用原方再治一疗程，右半身麻木已消失，行动自如，头目眩晕好转，血压基本稳定，停诊观察。经追访，一般情况良好。

例二：邓某，女，40 岁。门诊号：605453。初诊日期：1977 年 12 月 7 日。

患者高血压 7 年（血压波动在 200 ～ 160/100 ～ 90mmHg），头晕、头痛；四肢麻木，右侧较重；胃纳尚可，夜寐多梦，二便自调。月经提前 8 天，量少色黑。舌苔薄白，脉弦细。

【辨证】阴虚阳亢，筋脉失养。

【治法】滋阴潜阳，濡养筋脉。

【处方】手足十二针方加百会。

隔日 1 次，连针 5 次。

【手法】泻阳经穴，补阴经穴，泻百会。

治疗经过：针刺 5 次，四肢麻木减，头晕、头痛稍见好转，血压 140/90mmHg，余症同前。上方加关元，补三阴交，泻太冲、百会，隔日 1 次。又针治 5 次，头晕头痛未作，四肢麻木有时稍作，月经正常，血压 138/90mmHg。按原法又针治 5 次，四肢麻木、眩晕等症均消失。

例三：施某，男，55岁。门诊号：605382。初诊日期：1977年11月19日。

患者有高血压病史数年之久。自觉头重脚轻，走路不稳，周身乏力，腰酸痛，失眠，纳食尚可，夜尿多，大便正常但排便费力。舌体有裂纹，舌质红，舌苔薄微黄，脉弦滑。血压200/100mmHg。

【辨证】肝肾阴虚，水不涵木，肝阳偏亢。

【治法】滋水涵木，镇肝潜阳。

【处方】手足十二针方：曲池　内关　合谷　阳陵泉　足三里　三阴交

隔日1次，12次为一疗程。留针20分钟。

【手法】补阴经穴，泻阳经穴。

治疗经过：连续针刺8次，头晕减轻，腰痛未作，下肢较前有力，二便自调，血压150/90mmHg。按原方原法再连续针刺6次，诸症皆愈。复查，血压140/74mmHg。

【按语】高血压病是西医病名，为内科常见病之一，以血压增高为其主要特点。根据其症状表现，属于中医"头痛""眩晕""惊悸""不寐"等证类范围，且以"肝阳""肝火""肝风"等证为多见。多因情志不遂、肾阴虚亏、肝阳上亢而致。中医认为，肝为刚脏，属木，主藏血，性喜条达，赖肾水以涵养。若肾阴不足，水不涵木，则肝阳偏亢，或因肝郁化火，肝火内炽，甚则肝风内动，以致风火相煽。故有"诸风掉眩，皆属于肝"(《素问·至真要大论》)之说。肝阳亢盛，易于夹痰上扰，故朱丹溪说"无痰不作眩"。由于肾藏元阴元阳，二者相互依存，阳病可以损阴，阴病可以及阳，最后可以导致肾阳虚或肾阴阳两虚。故临证见有肝火亢盛、阴虚阳亢、痰湿壅盛、肝风内动、阴阳两虚等不同证型。

王乐亭医生治疗本病，多用他的经验方手足十二针方加减。所谓手足十二针，是他根据“手不过肘，足不过膝”的选穴方法，选择上肢最常用的合谷、曲池、内关及下肢的足三里，阳陵泉、三阴交（详见“诊余漫话”中“五输穴选粹”一节），其功能为调和阴阳、通经活络、调气和血、清热开窍。临床应用时，必须根据证候的虚实，采取相应的补泻手法，对于阴虚阳亢者，补其阴经穴，泻其阳经穴，以期达到阴阳平衡。另外，尚需根据兼证，加用其他穴位。如头晕者，加百会。百会为诸阳之会，泄百会以清泻肝胆实火。语言不利者加廉泉，该穴为阴维、任脉之会，通舌下系舌本，功能为祛风清音。若为痰火，肝火升腾者，则取手足十二针用泻法；痰盛者，加天突、中脘，天突为阴维、任脉之会，理肺气而降痰浊，中脘为足阳明胃经募腑之会，调理中州、降浊除痰；暴怒头痛者加太冲，以泻肝胆之火。

例一，证属肝火亢盛，筋脉失养。治以平肝泻火，濡养筋脉。方用手足十二针，调和阴阳，通经活络；泻百会、风府以平肝降逆。经治三个疗程而诸证消失，血压稳定。

例二，系阴虚阳亢，筋脉失养。治以滋阴潜阳，濡养筋脉。方用手足十二针加百会，方义同上。经治 5 次，症状减轻。再加针关元补三阴交，以滋补肝肾；泻太冲、百会以平肝清热，经针治后血压稳定，诸症消失。

例三，证系阴虚肝旺，水不涵木。治以滋水涵木，镇肝潜阳，病情较以上二例稍轻，故用手足十二针原方，仅经一个疗程而获效。

口眼㖞斜

例一：杜某，男，48 岁。门诊号：604393，初诊日期：1977 年 6 月 18 日。

患者左侧面神经瘫痪已四天。开始自觉左耳后疼痛，面部发紧，第二天发现口眼㖞斜，左眼闭合不全，额纹消失，左鼻唇沟平坦，鼓腮漏气，左口角漏水，眠、食、二便尚可。舌质淡，舌苔薄白，脉弦滑。

【辨证】外感风寒，经络闭塞，筋脉失养。

【治法】疏风散寒，通经活络。

【处方】承浆　水沟　地仓透颊车　颧髎　阳白　四白　合谷（右）

隔日 1 次。

【手法】泻法。

治疗经过：针刺 4 次，耳后疼痛减轻，口眼㖞斜、鼓腮漏气有所减轻。按上穴继针 7 次，诸症消失，完全恢复正常。

例二：李某，女，20 岁。门诊号：604401，初诊日期：1977 年 3 月 23 日。

患者左侧面神经瘫痪已半月。1977 年 3 月 8 日晨起，发现左眼闭合不全，流眼泪，漱口时左口角漏水，示齿时口角向右侧㖞斜。曾经按摩、针灸、中药治疗，效果不明显，遂来我院门诊治疗。现症：漱口仍漏水，左侧鼻唇沟较浅，额纹消失，左眼闭合不全。饮食、二便尚调。舌质淡，舌苔薄白，脉沉弦。

【辨证】外感风寒，经络闭塞，筋脉失养。

【治法】疏风散寒，通经活络。

【处方】承浆　水沟　地仓透颊车　颧髎　阳白　四白　合谷（右）

每日1次。

【手法】泻法。

治疗经过：针刺3次，诸症缓解，咀嚼食物稍感灵活。按上方继续针刺5次，口角已不漏水，左眼能闭合，鼻唇沟显示。仍按原方针治3次，临床痊愈。

例三：芮某，男，53岁。门诊号：606761，初诊日期：1979年5月28日。

患者右面神经瘫痪已8天。自觉面部不适，右侧口眼㖞斜；右侧不能蹙额，额纹消失；鼻唇沟平坦，口唇下垂；鼓腮漏气，咀嚼不利；右侧面部浮肿，下眼睑跳动，伴有耳后疼痛。眠、食、二便尚可。舌苔薄白，舌质淡舌尖红，脉弦数。

【辨证】风热袭络，经脉闭阻。

【治法】疏风清热，通经活络。

【处方】承浆　水沟　地仓透颊车　颧髎　阳白　四白　翳风　大迎　合谷（左）

每日1次。

【手法】泻法。

治疗经过：连续针刺10次，右侧眼睑已能闭合，额纹两侧基本对称，鼻唇沟显深，漱口流水稍好。再用上方加迎香放血，四白放血。继续针治5次，额纹鼻唇沟两侧对称，眼能闭合，咀嚼正常，症状基本消失，临床痊愈。

例四：葛某，男，24 岁。门诊号：605476，初诊日期：1977 年 11 月 14 日。

患者右侧面神经瘫痪 3 天。3 天前，晨起漱口时，突然发现流口水，流眼泪，右眼不能闭合，不能蹙额，鼻唇沟变浅，鼓腮漏气，咀嚼食物困难，伴有耳后作痛，舌苔薄白，脉浮数。

【辨证】风热袭络，经络闭阻。

【治法】疏散风热，通经活络。

【处方】水沟　承浆　地仓透颊车　颧髎　阳白　四白　大迎　翳风　合谷（左）外关

每日 1 次。

【手法】用泻法。阳白、四白用三棱针放血。

治疗经过：针治 3 次，诸症无明显好转。仍按原方治疗，针刺 5 次，右侧额纹开始显露，鼻唇沟见深，咀嚼仍欠灵活。继按原方再治疗 5 次，皱眉、蹙额、闭眼、鼓腮、咀嚼等功能基本恢复。同时用阳白、四白放血以加强泻热的作用。

例五：李某，男，60 岁。初诊日期：1979 年 5 月 12 日。

右侧面神经瘫痪已四个月。自述发病前一天自觉右侧面部发紧，耳后疼痛，次日发现口眼㖞斜，经多次使用针刺、电针、穴位注射、中西药等法治疗，未能取效。现症：右侧额纹、鼻唇沟消失，右眼闭合不全，漱口流水，咀嚼困难，患侧肌肉轻度萎缩，睡眠尚可，二便自调，舌苔薄白，脉沉细。

【辨证】风寒袭络，气虚血滞，经脉失养。

【治法】祛风散寒，补气活血。

【处方】

方 1：地仓透颊车　阳白　四白　迎香　风池　翳风　承浆　合谷（左）水沟　足三里

方 2：阳白　四白　迎香　承浆

方 1 针刺，方 2 穴位放血，隔日 1 次，交替使用。

【手法】足三里用补法，阳白、四白、迎香、承浆用毫针点刺放血，其他穴位均用泻法。

治疗经过：经治两个月，右额已出现浅纹，鼻唇沟略显，咀嚼功能逐渐恢复。再以原法继续治疗三个月，患者蹙额、皱眉基本正常，口㖞不显，大笑时人中沟向左稍歪。改为每周针治二次，仍按上穴又针三个月后，诸症消失，临床痊愈。

例六：李某，女，38 岁。初诊日期：1974 年 4 月 13 日。

患者右侧面神经瘫痪已三个月。右眼闭合不全，额纹消失，鼻唇沟浅，口㖞咀嚼无力，鼓腮漏气，先后在某医院用中西药治疗，未见明显变化，遂来我院门诊。眠、食、二便如常，月经正常。舌苔薄白，舌质淡，脉沉细。

【辨证】风邪外袭，气虚血滞，经脉失养。

【治法】散风通络，补气活血。

【处方】风池　地仓透颊车　阳白　迎香　四白　太阳　承浆　水沟　合谷（左）　足三里

隔日 1 次，12 次为一疗程。

【手法】足三里用补法；阳白、四白点刺放血，其他穴位均用泻法。

治疗经过：针治 12 次后，症状明显好转。而后改为针刺与放血相结合。按上方阳白、四白一日针刺，一日放血。

又治疗6次，右额出现额纹。继以此方案治疗12次。右鼻唇沟显示，咀嚼食物逐渐灵活，额纹渐深。效不更方，继续治疗12次，右眼睑已能闭合，两侧额纹大致对称，人中已正，咀嚼、鼓腮自如，临床基本痊愈。

【按语】口眼㖞斜，又名“口㖞”“口僻”或“吊线风”等，相当于西医的面神经麻痹，临床简称“面瘫”。早在《灵枢·经脉》中就有类似的记载：“颊筋有寒，则急引颊移口。有热则筋弛纵，缓不胜收，故僻。”从其病因来看即有寒热之分。王乐亭老医生认为，病因虽有寒热之分，但是“风为百病之长”，故以风邪袭络为主。患者多因平素体弱，或劳后汗出，正气亏耗，气虚卫外不固，风邪乘虚而入，风中面部血脉，经络闭阻则发为口僻。本病一般发病突然，个别病例有前驱症状，例如身热、疲倦、颜面局部性疼痛、耳后痛、偏头痛、牙痛等，甚则痛不可触，影响睡眠，影响食欲，恢复期以后疼痛才逐渐缓解。本病临床症状多见一侧眼睑不能闭合，皱眉时，额纹消失，面部肌肉拘紧或松弛，鼻唇沟变浅，嘴角㖞斜，鼓腮漏气，漱口流水，唇吻不收等。

王乐亭老医生根据《内经》理论，在长期实践中摸索出一套治疗面瘫的经验方，定名为“牵正方”。本方组成为：水沟、承浆、地仓、颊车、颧髎、阳白、四白、大迎、合谷。本方是在颊车透地仓，与承浆两个古方的基础上制定出来的。前方是《玉龙赋》《玉龙歌》中所记载；承浆出于《扁鹊神应针灸玉龙经》，二方专治“口㖞”。王乐亭老医生在此方基础上增加颧髎、阳白、四白、大迎、合谷五穴。本方特点是以三阳经为主，因为“口㖞”的证候，与三阳经脉有关。阳明经多气多血，太阳经多血少气，少阳经少血多气，督脉总督一身之阳，任脉统摄一身之阴。本方重在调其三阳经脉及督脉的同时，配合任脉之承浆，旨在调阳之中理其阴，使之阴平阳和，以期达到调气活血，疏风散寒，通经活络，牵歪归正之目的。方中地仓为足阳明经穴，为手足阳明、任脉、阳跻四脉之会；颊车又名曲牙，亦叫机关。明代针灸医家高武，认为本穴为足阳明胃经脉气所发，二穴相配是治疗口眼㖞斜的主穴，又能增强疏风通络、调气活血的作用。大迎又名髓孔，为手足阳明经之会，主治失音不语，口眼㖞斜；四白为足阳明胃经脉气所发，二穴相配，能疏通手足阳明经脉；颧髎，为手太阳小肠经穴，此穴为手太阳、少阳、任脉交会，又是面部中间穴位会合之处；水沟为督脉之穴，为督脉、手足阳明三脉之会；承浆属任脉经穴，为手足阳明、督脉、任脉之会。故诸穴相配，贯穿阴阳，通畅气血，搜风牵正。

在治疗本病时均以“牵正方”为主方，并针刺患侧，根据辨证随证加减。前面 6 例的治疗也有异同。例一、例二证属风寒闭阻经脉，治以疏风散寒为法，采取泻法，以祛外邪。例三、例四证属风热袭络，气血不畅，经脉阻滞，且伴有耳后疼痛较甚，说明邪客较深，除取“牵正方”外，另加少阳胆经穴位翳风以疏解少阳之热；外关以加强疏散风热之功。同时，取迎香、四白、阳白放血，以泻热。其中迎香之功能为清火散风，阳白祛风泻火，四白泻火。例五、例六病程日久，气血已虚，正虚而风邪犹存，故应扶正与祛邪兼施，除用“牵正方”外，另加足三里用补法，以扶正固本。又根据“菀陈则除之”的理论，采用穴位放血，活血通经。但因例三、例四是用三棱针放血，出血量较多，功能为泻血清热；而例五、例六是用毫针点刺放血，出血量少，旨在活血通络，祛瘀生新，亦即“除菀陈，死血去，新血生”之要旨。气血通畅，经脉得养，则余症得除。

癔病性瘫痪

刘某，女，60 岁。初诊日期：1976 年 8 月 25 日。

患者发作性左半身瘫痪一年。近一年来，左侧上肢、下肢瘫痪，反复发作，语言謇涩、撮口。初病时瘫痪症状较轻，发作时肢体不能活动，30 ~ 60 分钟即可缓解。症状日益加重，无论是在家中或到户外均不能自行控制。每次发作均有先兆，先感胸闷不适，但不能自行控制其发作。多数医院诊为脑血管痉挛、高血压性脑病。曾在某医院住院治疗两个月，未见明显好转，失眠、纳差、二便自调。面色黄，无光泽，痛苦面容，体瘦，神经系统检查未发现阳性体征。舌苔薄白，脉弦细。血压 170/110mmHg。

临诊时正值左侧半身瘫痪，不能说话，神志尚清醒，表情尚属正常，能理解问话的内容，但不能回答。经详细观察，最后诊断为癔病性瘫痪。

【辨证】心肝血虚，筋脉失养。

【治法】补益心肝，濡养筋脉。

【处方】发作时速刺人中，五脏俞加膈俞方（心俞、肝俞、肺俞、脾俞、肾俞、膈俞）。

每周 2 次。

【手法】补法。

治疗过程：针治 6 次，发作间隔期间延长，持续时间减少至9分钟左右，最长时间不超过20分钟。仍继用上方针治，约两个月针刺20次，发作基本停止。继以上方又针3次停诊。随访5年未发作。

【按语】患者病程已一年余，经多方检查，疑诊为脑血管痉挛、高血压性脑病，给予相应的治疗，均未获效。来诊时突然发作，呈完全性偏瘫，意识正常，病理反射均属阴性，即按上方施针，又速刺人中，则偏瘫消失，口角抽搐缓解，活动恢复正常。

详审其脉证属于心肝血虚，筋脉失养，以致发作性瘫痪。因为心主神明，主血脉，开窍于舌。肝藏血，主筋。患者年已花甲，气血俱虚。且因女子以血为主，故阴血常虚而气常有余。血虚则心肝失养，筋脉失润，故发作时失音不语、撮口、一侧肢体废用。又因情志郁闷而致，故发作前胸闷不舒，继而肢体瘫痿不用，失眠纳差，脉弦细，均系心肝血虚之候。治以补益心肝，濡养筋脉。方用五脏俞加膈俞，施以补法，以调气和血，扶正固本，调理阴阳，效若桴应。从而可知对于以瘫痪为主症的病证，在辨证上也应当认真注意，并根据其临床特点，正确加以判断。

中毒性脑病后遗症

张某，女，5岁。初诊日期：1976年10月6日。

患儿失语瘫痿两个月。今年八月患中毒性痢疾，持续高烧、昏迷、抽搐八天。经住院治疗清醒后，随之发现右半侧肢体偏废，右上肢不能高举，右手不能握物，右下肢全瘫。

颈项软弱不能抬头，左侧上肢活动尚正常，下肢软弱无力。食欲不振，大便定期排出，呈球状粪便，小便尚可排出（反射性膀胱）。患者形体消瘦；面色黄，舌质淡，苔薄白，脉弦滑。右上下肢屈曲挛缩，痛觉尚存在。腹壁反射（+）、右膝腱、跟腱反射亢进，巴氏征右（+），左（±）。运动功能：左下肢股四头肌肌力三级，右下肢运动功能丧失，右足内翻。西医诊断为中毒性脑病后遗症。

【辨证】疫痢热毒，扰神耗津，肝胃阴亏，筋脉失养。

【治法】健脑醒神，滋补肝肾，濡养筋脉。

【处方】

方1：督脉十三针方：百会　风府　大椎　身柱　至阳　筋缩　脊中　悬枢　腰阳关　命门

方2：王氏夹脊方：胸2、4、6、8、10、12，腰2、4，椎旁3分。

方3：手足十二针方：曲池　内关　合谷　阳陵泉　足三里　三阴交　加百会、廉泉、天突、通里。

以上三套处方，交替使用，隔日1次。12次为一疗程。

【手法】补法。

治疗经过：经治一疗程后，可以扶持迈步，头可以抬起，右上肢可以活动，但仍有痉挛、言语障碍、定期排便，仍为反射性膀胱。取穴同上在第一组方中加大杼、绝骨、照海，连续治疗两个月，患者可以独立行走，言语基本正常，但智力、思维仍迟钝，二便恢复正常，右上肢活动仍欠灵活，右足内翻。在第三组方基础上加解溪、丘墟，再针6次，完全恢复正常。

1978年4月追访时，患儿上肢活动自如，手能握物，下肢活动良好，可以跳跃；言语基本正常，偶有个别字发音不清；右足稍显内翻，二便正常。检查病理反射消失，两侧生理反射基本对称，临床痊愈。

【按语】患儿由于热毒过盛，热扰神明，以致昏迷；热灼津液，肝木失养，则筋急抽搐；筋脉失养则肢体废痿不用。

肾主二便，膀胱与肾相表里，气机失司则排尿不畅；阴津损耗，则大便干结不通。病患已二月之久，高热灼耗，气阴两伤。治以滋补肝肾，益髓健脑，调和气血，濡养筋脉，调理二便。

王乐亭老医生治疗此症采用“治瘫十一法方”（详见“治瘫规律初探”）的三套处方，交替使用，隔日一次。第一套用督脉十三针方加百会、廉泉、天突、通里，疏通督脉，补髓健脑；第二套王氏夹脊穴方，疏导阳气，调理脏腑；第三套手足十二针方，疏通经络，调和阴阳。经治一个疗程之后，四肢运动功能有所恢复，余证同前，仍取上穴在第一组方中加大杼、绝骨、照海。第三组穴方加解溪、丘墟，以加强疏通经气，舒筋利节之功。经三个疗程针治，肢体功能恢复正常，两年后追访，情况良好。本例的治疗方案，突出了“治瘫首取督脉”的学术观点，加用手足十二针方，实乃重视调理气血、治疗整体之意。

小儿麻痹后遗症

张某，男，3岁。初诊日期：1956年9月。

家长代述：患儿于四天前突然高烧（体温39.4℃），伴有呕吐、便稀。经某医院急诊注射青霉素及服用西药，三日后体温正常。但右下肢软弱不能站立，精神萎靡，食欲不振，大便正常，小便色黄。后经某医院腰穿后，排除其他器质性疾病，诊断为“小儿麻痹后遗症”。患者面色黄，语声低微，舌苔薄黄，舌质淡红，脉沉细。一年前曾患过麻疹。

【辨证】热灼津亏，筋脉失养。

【治法】益胃生津，濡养筋脉。

【处方】

“治截十一法方”“督脉十三针”方：百会　风府　大椎　陶道　身柱　神道　至阳　筋缩　脊中　悬枢　命门　阳关　长强

“治截十一法方”足太阳膀胱配肾经：八髎　环跳　承扶　殷门　委中　承山　昆仑　涌泉

“治截十一法方”足阳明胃经配脾经：气冲　髀关　伏兔　犊鼻　足三里　上巨虚　下巨虚　解溪　陷谷　内庭　三阴交

“治截十一法方”足少阴胆经配肝经：带脉　居髎　风市　阳陵泉　阳交　光明　悬钟　丘墟　足临泣　侠溪　太冲

【手法】补法。

治疗经过：第一疗程，选足阳明胃经（6组）、足少阳胆经（7组）穴，针治一疗程后，右下肢能屈伸，但动作缓慢。第二疗程，选督脉（1组）、阳明胃经（6组）加风市、阳陵泉、绝骨，针24次，右下肢屈伸较灵活，可搀扶行走，但觉足腕部发软，肌肉松弛，纳食、二便均正常。第三疗程，选胆经（7组）、膀胱经（4组）下肢穴，足阳明胃经穴（6组），共针治36次，右下肢可自行站立行走，步态稍有跛行，右下肢肌肉渐丰满。第四疗程，选膀胱经（4组）、足阳明胃经（6组）加阳陵泉、风市、绝骨，针48次，双下肢走路基本对称，症状基本恢复。为了巩固疗效，改用手足十二针方，再针刺一个疗程停诊，治疗近一年，临床获愈。

【按语】小儿麻痹是由病毒所引起的急性传染病之一。在急性期阶段，属于中医温热病范畴。急性期症状消失后，延续一至二周肢体开始恢复，半年内恢复比较明显，过后则恢复缓慢，有些病例在一至二年内逐渐自愈。部分病例则不能完全恢复，后遗受累的肌肉开始萎缩、瘫痪，甚而出现关节畸形等，且以下肢多见。当出现肢体瘫痪时，即属于中医“痿证”范畴。王乐亭老医生治疗时均采用他的经验方“治瘫十一法方”随证选方。本例第一疗程选用其中第6组方足阳明胃经配脾经，调胃健脾，养血荣筋；第7组方足少阳胆经配肝经，强筋壮骨，疏利关节。第二疗程，选用督脉十三针方，疏通督脉，补髓健脑；第6组方足阳明胃经配脾经，加风市、阳陵泉、绝骨，通利下肢经气，舒筋利节。第三疗程，选用第7组方足少阳胆经配肝经；第4组方足太阳膀胱配肾经的下肢穴；第6组方足阳明胃经配脾经，以调胃健脾，养血荣筋。第四疗程选用第4组方加阳陵泉、风市、绝骨，共针治十个疗程，基本恢复正常。改用第11组方手足十二针方，疏通经络，调和阴阳，以巩固疗效。从本例的治疗情况来看，除治疗上肢的组方未使用外，其他组方均已选用，从而可以说明“治瘫十一法”对于治疗以下肢瘫痪为主的实际运用。

煤气中毒后遗症

王某，男，27岁，煤矿（消防队）工人。初诊日期：1956年8月。

患者因煤气中毒后四肢瘫痪已有半年之久。半年前因煤气中毒而致昏迷，当时口吐白沫，不省人事，小便失禁。经急救后，神志半清醒，四肢瘫软、失语、二便失禁。此后，四肢肌肉松弛，不能屈伸，手指拘急，翻身起坐活动障碍，手足发凉，大便干燥需要定时灌肠，小便失禁。患者面色白，表情呆滞，两目斜视，舌质淡红，舌苔薄白，脉细弦。血压120/80mmHg。

【辨证】毒邪伤神，筋脉失和。

【治法】健脑醒神，濡养筋脉。

【处方】

方1："治瘫十一法方"督脉十三针方：百会　风府　大椎　陶道　身柱　神道　至阳　筋缩　脊中　悬枢　命门　阳关　长强

方2："治瘫十一法方"五脏俞加膈俞方：肺俞　心俞　膈俞　肝俞　脾俞　肾俞

方3："治瘫十一法方"足太阳膀胱配肾经：八髎　环跳　承扶　殷门　委中　承山　昆仑　涌泉

方4："治瘫十一法方"任脉配肝、胃二经穴加减：巨阙　中脘　下脘　气海　关元　中极　梁门　天枢　水道　章门

方 5：“治瘫十一法方”足阳明胃经配脾经：气冲　髀关　伏兔　犊鼻　足三里　上巨虚　下巨虚　解溪　陷谷　内庭　三阴交

方 6：“治瘫十一法方”手足十二针方：曲池　内关　合谷　阳陵泉　足三里　三阴交

六组配方，交替使用。

【手法】补法。

治疗经过：第一疗程，取方 1、方 5、方 6 加百会、人中、中脘、气海、关元。针治后，四肢可以屈伸，能翻身靠坐，大小便能控制，可以说简单的字，神志清醒。第二疗程，取方 1、方 3 足太阳膀胱配肾经的下肢穴，方 5 加肩髃、曲池、合谷、中脘、关元、阳陵泉，针后四肢活动逐渐灵活，手指可以屈伸，能靠墙扶拐站立片刻。第三疗程，取方 1、方 3 足太阳膀胱配肾经的下肢穴，方 5、方 6 加人中、中脘、关元、中极、阳陵泉。针后在护理人员的保护下能扶拐行走，大小便能控制，可手持小匙吃饭，可以说简单的话，但吐字缓慢，神志清楚，两眼仍有斜视。第四疗程，取方 2、方 5、方 6 中脘、关元、阳陵泉，带脉。针后患者自己能扶单拐站立，二便自调，言语清楚，神志恢复正常。第五疗程，取穴同上，针后能弃拐杖独立行走，但较缓慢，上肢及手指可屈伸持物，但手指仍发僵。第六疗程，取方 4、方 5、方 6。针后能缓步，独立行走，说话逐渐流利，能准确地回答问题。针治三个月为一疗程，共计治疗两年，临床痊愈。

【按语】煤气中毒即一氧化碳中毒。由于中毒后脑组织缺氧，功能受损害，以致精神、运动障碍。中医辨证属于痰迷心窍、毒邪伤神、筋脉失和等。患者来诊时表情呆滞，两目斜视，四肢废用，大便不通，小便失禁。证系毒邪伤神，筋脉失和。因为脑为元神之府，心主神明，主明则下安，主不明则十二官危。

王乐亭老医生使用“治瘫十一法方”进行治疗，第一疗程选用方1“督脉十三针方”，以疏通督脉，补髓健脑；方5，足阳明胃经配脾经，以调胃健脾，养血荣筋；方6，手足十二针方，以疏通经络，调和阴阳；加百会、人中、中脘、气海、关元以醒脑明神、调中益肾。第二疗程，选用方1“督脉十三针方”，以疏通督脉，补髓健脑；方3足太阳膀胱配肾经，下肢穴，以调节膀胱、强筋健步；方5足阳明胃经配脾经；以调胃健脾，养血荣筋；加肩髃、曲池、合谷、中脘、关元、阳陵泉以疏通上下肢之经气、舒筋利节，并能调理先天与后天。第三疗程，继续使用方1、方3、方5、方6，加人中、中脘、关元、中极、阳陵泉功效同上。第四疗程，选用方2五脏俞加膈俞方以调补五脏、益气和血；以及方5足阳明胃经配脾经，方6手足十二针方加中脘、关元补先天调后天；阳陵泉，与带脉穴，用以解痉利节。第五疗程，选穴同第四疗程。第六疗程选用方4任脉配肝、胃二经穴加减，以育阴固本、舒肝和胃，与方5足阳明胃经配脾经，方6手足十二针。本例因为病情较重而复杂，病程也长，治疗比较困难，但是最后的疗效尚称满意，从整个疗程来看，对于治瘫十一法方运用比较典型，也就是对于各种法则和处方的运用与相互配合、交替使用娴熟如意，因此疗效较好。

郁证

例一：王某，女，43岁。初诊日期：1974年3月25日。

自述平素多思多虑，好生闷气。近半年来，心情苦闷，突然语言不利，说话吐字不清，自觉舌根发硬，舌头发短并向舌根部收缩。胸口堵闷，饮食无味，食后脘腹胀满。半年来一直不能工作，精神萎靡不振，睡眠差，多梦，二便自调，月经尚正常。曾经某医院检查，诊断为神经官能症。经中西药治疗未效。面色黄，体瘦。舌苔薄白略干，脉沉细弦。

【辨证】肝郁气滞，脾胃不和。

【治法】疏肝解郁，健脾和胃。

【处方】“老十针”方：中脘　气海　天枢　内关　章门　足三里加廉泉

【手法】泻法。

治疗经过：按上方治疗6次后，说话较前流利，腹胀堵闷渐轻，睡眠仍差，夜卧多梦，有时因噩梦惊醒。改用五脏俞加膈俞方，每周针3次，连续二周。针后精神好转，语言较前流利，舌体发硬、收缩现象基本消失。取穴如前，二套配方交替使用，每周3次。

1974年5月25日复诊：每晚能睡8小时，胸闷已大减，有饥饿感，饭后腹胀亦减轻，按原方继续治疗。1974年6月21日复诊，症状基本消除，停止治疗。半年后追访，未再复发。

例二：韩某，女，40岁。初诊日期：1979年4月10日。

胸胁胀闷已半年，去年10月份，因与同事发生口角，开始觉得胸中堵塞，服舒肝丸未见好转，日趋加重，胃脘及两胁发胀，背部酸沉，饥不欲食，不易入睡，不能仰卧，久立则心烦意乱、周身无力，头晕，大便干燥，小便正常。下肢有轻度浮肿，体胖，舌苔白腻中心稍黄，舌质绛，脉沉滑。

【辨证】肝失条达，木郁土壅。

【治法】疏肝健脾，宽胸理气。

【处方】三脘　气海　天枢　内关　足三里

隔日针治1次。

【手法】泻法。

治疗经过：治疗3次，胸部堵闷减轻，胁肋仍胀，睡眠尚差，拟方如下。

方1："五脏俞加膈俞"方。

方2："老十针"方：三脘　气海　天枢　内关　足三里

两组配方交替使用，每组方连刺2次，针治一个月，胸中堵闷已除，胁胀消失，睡眠纳食均好，劳累时头晕心烦。再以前方加百会、膻中、风池，继续治疗6次，诸症均除。

例三：金某，女，50岁。初诊日期：1963年9月14日。

心悸失眠半年。患者于1963年3月由于忧虑，加之操劳过度而致心悸、气短、失眠、记忆力减退，曾服中药效果不显，近来仍感头晕头胀，饮食减少，大便干燥，小便正常，面色黑而无泽，体瘦。舌质淡，舌尖红，语声无力，脉沉缓。

【辨证】思虑过度，心脾两伤。

【立法】补益气血，养心安神。

【处方】

方1：神门　内关　中脘　气海　章门　足三里　三阴交

方2："五脏俞加膈俞"方。

两组方交替使用，每周3次。

【手法】补法。

治疗经过：针治12次，失眠、心悸、气短大为好转；又继用上法治疗一个月，症状皆除。

例四：李某，女，32岁。初诊日期：1967年11月7日。

失眠多梦已三年，伴有头晕头痛，心悸、气短、健忘等症。劳累后则诸症加重，手足经常发凉，饮食、二便自调。面色无光泽，体瘦，舌苔薄白，脉沉细。

【辨证】心脾不足，阳气虚衰。

【治法】补益心脾，温阳安神。

【处方】

方1：神门　内关　百会　神庭　中脘　气海　足三里　三阴交　关元（灸）

方2：五脏俞加膈俞方加风池

两组配方交替使用，隔日1次。

【手法】补法。

治疗经过：针刺6次，诸症好转。继以上方治疗6次，症状大减。再继续针灸4次，痊愈停诊。随访2月情况良好。

例五：刘某，女，30 岁。

患者自觉颈部发紧，咽喉部发堵已数月，两手指挛缩不能伸展，情绪紧张则手指挛缩加重，经服西药未效。睡眠、饮食尚可，二便自调。舌苔薄白，舌质淡，脉细弦。

【辨证】肝郁气滞，筋脉失养。

【治法】舒肝解郁，濡润筋脉。

【处方】天突　膻中　内关　合谷　太冲

【手法】泻法。

治疗经过：针治 5 次，胸闷、颈紧、咽喉发堵已减轻，手指仍有时拘紧。再用上方加中渚，继续治疗 5 次，诸证皆除，临床痊愈。

【按语】中医所谓郁证，系指由于情志不舒、气机郁滞所致病证，主要表现为情绪抑郁、神志不宁、胁肋胀痛，或易怒喜哭，以及咽中如有硬物梗阻（梅核气）、失眠等多种多样的症状。所谓“郁”者，滞而不通之意。郁证又可诱发其他病证，正如《丹溪心法·六郁》所说：“人体气血冲和，万病不生，一有怫郁，诸病生焉。故人身诸病，多生于郁。”如若人之情志失常，则首犯气机，气病及血，气血同病，则变生多端。古人有“六郁”之说，即气郁、血郁、痰郁、湿郁、热郁、食郁等。百病又以气为先，故气郁首当其冲，继而血、热、痰、湿、食诸郁接踵而来。王乐亭老医生治疗本病多采用其以验方“老十针”或“五脏俞加膈俞方”（详见“老十针赞”以及“五脏俞加膈俞方”）。

例一证属肝郁气滞，脾胃不和。治以疏肝解郁，健脾和胃，方用“老十针”加廉泉施以泻法。因患者伴有语言不利、吐字不清、舌本发硬，故加用廉泉以利舌本，标本兼顾。针治 6 次，说话流利，舌硬好转，余证减轻，再用五脏俞加膈俞，共针治二疗程，诸证消失。

例二证系肝失条达，木郁土壅。治以疏肝健脾，宽胸理气，方用“老十针”，经治3次，症状减轻，再配合五脏俞加膈俞，经治一个疗程，诸证消失，仅遇劳累时有头晕、心烦，故以前方加百会、膻中、风池以清头目，宽胸理气。继治6次，诸证均除。

例三证系劳思过度，心脾两亏。治以补益气血，养心安神。方用“老十针”合五脏俞加膈俞化裁，加用神门、三阴交以宁心安神。经治二疗程，病症痊愈。

例四证系心脾不足，阳气虚衰，治以补益心脾，温阳安神，仍用“老十针”方，五脏俞加膈俞方，加用神门、三阴交宁心安神；百会、神庭、风池以补脑醒神；灸关元温肾助阳。经治一个疗程，症状大减，继针4次而停诊，半年后追访，已获痊愈。

例五以颈部发紧、咽喉似堵、手指挛缩不能伸开为主要表现，证系肝郁气滞，气机不畅，筋脉失养。治以舒肝解郁，调理气机，濡润筋脉。方用天突、膻中、内关、合谷、太冲。其中合谷、太冲以开四关；膻中、内关、宽胸顺气；天突理气降逆，针治5次症状缓解，因手指时有抽紧之感，再以上穴加中渚，活络缓筋，诸症全除。

本组5例郁证，除例五外，前四例均以“老十针”或“五脏俞加膈俞”方为主，单独使用或交替使用，或前后续用，治疗着眼于整体机能的调节，并以调理肝脾为中心，足以说明王乐亭老医生对于上述经验方的灵活运用和独到之处。

脏 躁 证

例一：王某，女，17岁。初诊日期：1967年7月31日。

患者近一月来，因情志不遂而失眠、胸闷发憋，爱哭，喜怒无常。严重时则抽搐，四肢僵直，精神呆板，往往在忧思多虑之后易于发病。纳食量少，二便、月经尚属正常。舌苔薄白，脉沉细。

【辨证】肝郁不舒，发为脏躁。

【治法】舒肝解郁，宽阔理气。

【处方】

方1：膻中 中脘 气海 内关 合谷 足三里 太冲

方2："五脏俞加膈俞"方。

两方交替使用，隔日1次。

【手法】泻法。

治疗经过：按上法针治5次，胸闷憋气减轻，两周来未发抽搐。继用上法治疗3次，胸闷已除，睡眠安好，精神好转，谈笑自如。投以平肝舒络丸，每次1丸，每日2次，共计20丸，临床痊愈。

例二：聂某，女，29岁。初诊日期：1968年5月21日。

患者一月来哭笑无常，头晕、失眠，烦躁，胸部堵闷，多思，多虑，多疑，善太息，精神恍惚，易惊恐，食纳无味，大便干，小便黄。表情淡漠。舌苔薄白，脉沉细弦。

【辨证】肝郁气滞，发为脏躁。

【治法】舒肝解郁。

【处方】百会　膻中　内关　合谷　太冲

【手法】泻法。

治疗经过：按上方针刺二次，胸部堵闷大减，仍有精神恍惚，有时在室内无目的地走动，不愿与人接触。再用上方针治4次，胸闷已除，烦躁情绪大减，哭笑失常未再发作。停针观察。经追访未再发作，并已参加工作。

例三：孔某，女，30岁。初诊日期：1967年8月12日。

两年来，因情志不遂而致精神恍惚，胸闷发堵，急躁不安，哭笑无常，多疑惊恐，有幻听；夜寐不安，易醒多梦；头胀痛，四肢乏力，食欲差；月经后错而量少，色紫。面色黄白无泽，舌苔薄白微腻，脉沉细。

【辨证】肝郁不舒，心脾两伤，发为脏躁。

【治法】补益心脾，疏肝解郁。

【处方】

方1："五脏俞加膈俞"方，加百会

方2：中脘　气海　内关　三阴交　神门　足三里　太冲

二方交替使用，每周针2次。

【手法】补法。

治疗经过：针刺两个月，幻听消失，情绪比较安静，悲伤哭泣减少，睡眠好转，夜梦减少。继续针治两个月，悲伤多疑显著减少，睡眠显著好转，心情愉快。再以原方治疗两个月，余症消失，临床病症痊愈，停诊观察，恢复原来工作，未再发作。

【按语】中医所谓脏躁证，相当西医的癔病，多发生于青壮年女性。本症多因情志郁怒，思虑过度，悲哀动中，以致气机阻滞；或因气火痰邪，上蒙清窍，扰乱心神，脏阴耗伤而致。临床除表现为无故悲伤、哭笑无常、精神失常外，甚或出现肢体瘫痿不用等。王乐亭老医生治疗此症以合谷、太冲为主穴。此二穴均为四总穴之一，合谷为气关，太冲为血关，双侧同针以开四关，有启闭解郁、宁心安神之功，配合五脏俞加膈俞方，以调理脏腑，平和气血阴阳。另外，随症加减其他穴位。本组三例均因肝郁不舒而诱发，临床证候同中有异，故治法也不尽同。

例一除见有一般脏躁症状外，伴有四肢抽搐、僵直、精神呆板，故加用中脘、足三里以调中和胃；膻中、内关以开胸顺气，气机调达则抽搐得以缓解；气海为调理气机之要穴，诸穴相配以调气机，继服平肝舒络丸以巩固疗效。

例二症状较轻，仅用合谷、太冲、内关、膻中四穴，因其伴有头晕，故加百会以醒神健脑，共针 6 次而愈。

例三因病程日久，心脾两虚，治以补益心脾，疏肝解郁，首选五脏俞加膈俞方，再配合其他穴位，加用神门、三阴交，养心安神而获效。

癫 狂

例一：钱某，女，27 岁。初诊日期：1967 年 9 月。

家属代诉：三日前与其兄发生口角，当晚回宿舍，烦闷不语，欲哭，夜卧中哭醒，次日曾给予镇静剂，药后昏睡半日，醒后双手不时捻搓，喃喃自语，双目发呆，亲人问话也不理睬，拒绝服药。两天来夜不得眠，强迫进流食，大便三日未解，尿黄量少。月经昨日来潮，色正常。面色黄，默默发呆，脉沉弦。

【辨证】肝郁气结，痰扰神明。

【治法】舒肝解郁，清心安神。

【处方】合谷透劳宫，太冲透涌泉，人中。

留针30分钟，起针后点刺环跳。

【手法】泻法。

治疗经过：起针后约40分钟，患者闭目不语，似醒非睡，约2小时进入熟睡。次日上午复诊时称，昨日3点以后睡眠较好，晨起仍不答话，仍是哭泣，两目发直。改针中脘、气海、内关、足三里、膻中，治疗3次，患者能自行回答问题，答话切题，但语言较少，昨天约进食二两面条。继用上穴治疗，针治5次，精神好转，表情如常，目呆消失，自觉尚有胸闷。继用以上方再针3次痊愈。

例二：金某，男，55岁。初诊日期：1964年4月。

家属代诉：五天前与其家属发生口角，自己生闷气，晚餐未进，彻夜不眠，自言自语，喋喋不休。次日突然发狂，急躁，悲哀，奔走，登高，不避亲疏，不知痛痒，家属将其锁在屋内，患者毁物砸窗，遂将其手足绑起悬梁。临诊探望时，仍被绑缚，双目直视，骂人，屎尿不避，净洁污秽不知，见人即挣扎欲打，喃喃自语，无法制止，昼夜不眠，三日未进饮食，面红目赤。舌苔黄燥，脉洪大。

【辨证】五志过极，火郁痰凝，蒙闭心窍。

【治法】醒神开窍，泄热镇静。

【处方】人中重刺。合谷透劳宫，太冲透涌泉，重刺捻转不留针。十宣放血，百会、大椎、长强、委中重刺。

【手法】泻法。

治疗经过：针后患者躁动缓和，遂松绑安卧，即刻入睡。次日晨起吃半碗粥，另加安眠药二片，很快入睡。下午复诊取穴：人中、合谷透劳宫、太冲透涌泉、内关、中脘、气海点刺不留针。按上法每日 1 次，针刺 2 次，患者能礼貌接待，让座，说话已有伦次，未再打人骂人。但双目时有发直发呆，尚能配合治疗。取穴百会、大椎、长强、委中、涌泉、内关伏卧针刺，留针 30 分钟。按此方治疗，隔日 1 次，连续 4 次。5 月上旬复诊时，症状大减，问答切题，饮食正常，每天可以入睡 4 ～ 5 小时。改用五脏俞加膈俞方，隔日 1 次，继针 6 次，诸症消失，精神恢复正常，追访数月，一切正常。

【按语】癫狂属于神志失常病证。癫证表现为哭笑无常，语言颠倒错乱，或沉默痴呆。狂证表现为狂妄多怒，躁动不安，喧扰打骂。《灵枢 · 癫狂》篇中说："癫疾始生，先不乐，头重痛，视举目赤甚。……狂始发，少卧不饥，自高贤也，自辩智也，自尊贵也，善骂詈日夜不休。"癫狂的发生主要由情志所伤。气滞痰阻，痰气上逆，闭阻心窍，以致神志失常。气郁引动痰浊者多发为癫；气郁化火，痰火而致者多发为狂。癫狂证有阴阳之分。癫证属阴，多静；狂证属阳，多动。若癫证经久，痰郁化火也可以转变为狂证；狂证既久，郁火渐得宣泄，亦可转变为癫证。

例一为癫证，属于肝郁气泄，脾运失调，湿聚生痰，痰气交阻，蒙蔽清窍，扰乱神明，故而见有沉默哭泣等证。治以合谷透劳宫、太冲透涌泉，开四关以解郁理气。劳宫功能清心开窍。使用透刺法以加强清心开窍之功。点刺环跳平肝降逆，取涌泉滋水制火，开窍醒神。取人中醒脑开窍。后期以“老十针”方加减，疏肝解郁，健脾和胃而收功。

例二为狂证，属于郁怒化火，肝胆火炽，痰火壅盛上扰心神，故见狂躁易怒，登高而歌，弃衣而走，打人毁物等证。由于狂躁不羁，被绑缚悬吊，说明家属实在束手无策。在治疗时重刺人中以醒神开窍；合谷、太冲、劳宫、涌泉开窍清泄肝热，安神定志。十宣放血，清泻火邪，宣闭开窍。方中百会、大椎、长强为督脉穴，均用泻法，以泄阳气而降逆气；取委中以疏泄足太阳经之热邪。待证势平缓后，取中脘、气海、内关以理气宽胸，调理脾胃。取五脏俞加膈俞，调五脏益气血，安神定志，疏肝解郁，理气化滞。通过针刺调治，五脏调和，气血畅通，神能守舍而宁静，狂证自愈。

痫 证

王某，男，18岁。初诊日期：1974年4月。

家属代述：患者于七年前曾持续发高热三天，经治疗烧退。半个月以后突然仆倒，昏不知人，四肢抽搐，两目上吊，口吐白沫，舌尖被咬破，抽止醒后嗜睡。一个月发作2～3次，经某医院诊为癫痫。服用苯妥英钠和中药，发作次数减少，但近一月来发作较频繁，每次发作持续2～3分钟，醒后头痛，困倦、自觉记忆力减退，学习很吃力，思考能力迟钝，夜卧尚安，二便正常，精神萎靡。面色黄，身体瘦弱，身材矮小。舌苔薄白，舌质淡，脉沉滑。

【辨证】热灼伤阴，肝肾阴虚，虚火扰神。

【治法】滋补肝肾，镇肝安神。

【处方】

方 1：鸠尾　中脘　气海　内关　神门　足三里　三阴交

方 2：督脉十三针方。

两方交替使用，每周 3 次。

【手法】补法。

治疗经过：根据患者以往发作的大致日期，于发作前 10 天连续针刺 5 ～ 6 次，即停针观察。下个月按原治疗方案进行治疗。针后结果，第一个月犯病一次，但日期推迟 5 天，发作情况尚无明显变化。第二个月犯病一次，日期向后推延 10 天，发作时症状减轻，醒后头痛、疲乏感稍轻，可以自行缓解，不必卧床休息，1 ～ 2 小时后，即恢复正常。第三次发作与末次发作间隔将近两个月，发作后见有头晕、体乏。以后间隔五个月未犯病，仅感心里难受，头脑发乱，卧床休息片刻，睡醒后症状即消失。以后间隔半年仍未犯病，去农村插队二年，分配工作。1978 年随访时，一直未再发作。

【按语】癫痫是一种阵发性神志失常的疾病，俗称“羊痫风”。临床特征是突然仆倒，口吐白沫，尖叫，四肢抽搐，发作过后如常人。发病的原因，主要为风、痰、火、惊所致。

王乐亭老医生治疗痫证常用穴如下：鸠尾、中脘、气海、内关、三阴交，或用“督脉十三针”方。发作时用泻法；平时用补法。发作神昏时则用人中、太冲、合谷醒神开窍；若见抽搐不止，再加涌泉、劳宫以清泄心火、凉血熄风；若见突然昏仆、气闭、面白、脉乱，则用回阳九针急救，使之复苏。关于回阳九针，王乐亭老医生曾编以歌诀：“人中合谷与太冲，中脘内关三里通，针后还是不苏醒，阴交涌泉和劳宫。”其中，三里是指足三里，阴交是指三阴交。选用“督脉十三针”方，旨在清泄风阳，使之气逆和降，醒脑安神。取“老十针”方加减以宽胸降痰，调理脾胃。另外，神门为手少阴心经穴，功能为定志安神；三阴交为足太阴脾经穴，功能为养血柔肝，健脾滋阴。所选的穴位与处方均围绕调理肝脾肾三经功能而设，并且配合安神定志、镇心安神之法。

另外，他在临床上曾遇到过一男性癫痫患者，患病已三年，久治不愈，后来经某针灸医生灸其中脘五十壮而愈，至今数年未犯。后来王乐亭老医生用于一位妇女患者病程已十年，亦灸中脘五十壮而愈。故作为小经验介绍，不妨一试。

在总结治疗癫狂痫的经验时，他自己曾概括为以下四套法方。

1．疏风、镇痉、定惊、安神、开窍法：方用百会　风府　大椎　身柱　人中　合谷　太冲

2．清心包、调肺脾、通经络、止抽法：方用鸠尾　后溪　神门　少商　隐白

3．强心、解郁、健脾、降浊、化痰法：主用巨阙　风池　中脘　足三里　阳陵泉

4．滋肾、平肝、交通心肾、调和阴阳法：方用心俞　肝俞　肾俞　间使　劳宫　涌泉　三阴交

临证时，可以根据病情辨证选用。

淋　浊

刘某，男，60岁。初诊日期：1978年3月。

患者发烧五天，近二日来小便不畅，尿道灼痛，小腹发胀，腰部酸楚，四肢无力，经某医院检查诊继为急性前列腺炎。因尿潴留，曾导尿一次，服药未效。平素血压偏高，曾患半身不遂，但已基本恢复。舌质淡嫩，舌苔薄白，脉沉细弱。

【辨证】肾气不足，精气亏耗，发为淋浊。

【治法】补肾气，益精血，助膀胱气化。

【处方】

方1：百会　气海　中极　关元　归来　中脘　三阴交

方2：肾俞　上髎　环跳

两方交替使用，每日1次。

【手法】均用补法。

治疗经过：经治5次，诸症消失，小便通畅，停诊观察。

【按语】前列腺炎，属于中医“淋浊”范畴。临床有虚实之分，实证多因湿热下注，虚证多因肾虚所致。患者年逾花甲，阴阳俱虚，肾气已衰，膀胱气化不利，小便癃闭不通。治取“任脉十二针方”加减，补阴和阳，以助膀胱气化。方中百会助阳益气，使阳气能以下行，实乃病在下取其上之意；中脘、三阴交育阴益精；三阴交配中极、关元益肾阳神肝阴；配归来温经，活血通络。气海为下焦之要穴，功能为益气理气。肾俞补肾之阴阳；上髎为足太阳膀胱经穴，为局部取穴，以通利膀胱经气，专治小便不利。环跳为足少阳胆经穴，肝胆相表里，肝经环阴器抵少腹，取环跳因其与病位相近，使之气至病所而前后呼应。此为王乐亭老医生治疗小便不利之经验用穴。进针后，针感需放射至前阴部，方能获效。

所谓“任脉十二针方”，是王乐亭老医生的经验方之一，由任脉之承浆、廉泉、天突、紫宫、膻中、鸠尾、上脘、中脘、下脘、气海、关元、中极十二穴所组成。任脉为“阴脉之海”，足三阴经，阴维及冲脉均在腹部与任脉相会。故本方能调理冲任，补阴济阳，疏通气机，开胸宣肺，升清降浊，调和肠胃。方中承浆穴为手足阳明经、督脉、任脉之会，功能为调理阴阳；廉泉为阴维、足少阴肾经、任脉之会，又为足少阴肾经之结穴；天突为阴维与任脉之会，能调五脏之气。此三穴配紫宫能调理阴阳，清热开胸，顺气降逆。膻中为手太阳、手少阳、足太阴、足少阴与任脉之会，又名上气海，为心包经之募。《难经》云：“气会膻中”，是心之宫城，功能为调气开胸；鸠尾功能为清心包之痰热，镇惊安神，配膻中能增强开胸顺气之功，配天突能清化痰饮，三脘、气海、关元、中极理脾胃助运化。本方为“中风十三治法”之一。根据其组成及方义，王乐亭老医生扩大了临床应用范围，不仅用于中风，而且用于因气机失调导致的其他病证，如呃逆、小便不利等。对于实证多用泻法，虚证多用补法，如胃寒呕吐加灸膻中、中脘、气海；胃热盛则泻上脘、中脘、下脘；肝火旺者泻中极。本例为肾气不足、精气亏耗而发为淋浊。故取“任脉十二针方”加减，以补济阳，助膀胱气化，以通调水道而小便自利。

癃 闭

例一： 郝某，女，28 岁。初诊日期：1960 年 5 月。

患者产后二日小便不通，产后尿闭，小腹胀痛，头晕眼花，精神倦怠，食纳不多，夜寐不安，大便三日未解，少腹胀满，拒按。呼吸急促，呻吟不已。体瘦，面黄无华。舌质淡红，苔薄白，脉沉细。

【辨证】产后气血两虚，膀胱气化不利。

【治法】益气养血，以助膀胱气化。

【处方】龙门　中脘　足三里　太渊　阳陵泉　气海（灸）

每隔 10 分针捻针 1 次，留针 40 分钟。

【手法】补法。

治疗经过：起针后即排尿少许，当晚排尿数次，但仍不畅利。次日继续针治，先点刺秩边，使之针感达于前阴部然后起针，再针灸以上穴位。二诊后尿量增多，腹胀已减，取穴中脘、气海、关元、中极、阴陵泉、足三里，针后尿路已畅，少腹痛止，加灸气海、关元后，排尿已通畅。后因患者见有心悸、失眠，改针神门、风关、三阴交、中极、足三里穴，5 次而眠安，诸症皆除。

例二： 谭某，女，29 岁。会诊日期：1961 年 9 月。

患者足月顺产第二胎，产后二日未解小便，少腹胀甚，虽有尿意，但不能排出，经热敷无效。睡眠不安，食纳差，大便未解，请王乐亭老医生会诊。患者精神欠佳，面色苍白。舌质淡，苔薄白，脉沉无力。

【辨证】产后气血两亏，膀胱气化不利。

【治法】调补气血，益肾利尿。

【处方】百会　龙门　阴陵泉　足三里　三阴交　关元（灸）

【手法】补法。

治疗经过：针灸后约1小时，患者欲解小便，给予精神鼓励，遂之尿出，少腹舒适，但量少而不畅。当晚又按上穴针灸1次，起针2小时后排尿通畅，尿量约500毫升。三诊取穴同上，加中脘、气海、中极，灸气海、关元，针治后小便恢复正常。

【按语】产后尿潴留是产后常见的并发症之一。因暂时性排尿功能障碍，部分或全部尿液不能排出，称为尿潴留，属于中医“癃闭”范畴，也称产后小便不利或转胞。此症多因产后肾气不足、膀胱气化不利而致。临床又有虚实之分。虚证多因肾气不足、气血两亏；实证多因气滞、血瘀或湿邪阻滞所致。《素问·灵兰秘典论》认为：“膀胱者州都之官，津液藏焉，气化则能出焉。”肾与膀胱相表里，膀胱气化依赖肾气之蒸腾，肾气不足，则膀胱气化不利。上述二例，均属产后气血亏虚，肾气受损，气化失司，以致癃闭。

王乐亭老医生治疗本病常针刺龙门穴（该穴为经外奇穴，在任脉线耻骨下缘至前阴上际之间），功能为调下气机；取太渊补肺气，功能为通调水道，下输膀胱；针中脘、足三里补中益气，培补后天生化之源，气血生化有源，先天肾气得养；灸气海、关元以温补肾阳，助膀胱之气化；针脾之合穴阴陵泉，功能为通利水道；中极为任脉足三阴经之会，足太阳膀胱经之募穴，募为经气聚集之处，针之取其调节膀胱气化，通利水道；针三阴交健脾补气，舒肝益肾。例一曾经点刺秩边，该穴为膀胱经穴，使之气至病所，以助膀胱气化，通利小便；取督脉之百会、益气助阳，使之阳气下行于肾，膀胱气化功能得以振兴，小便畅利。

遗 尿

李某，男，14 岁。初诊日期：1977 年 5 月 10 日。

家属代述：患儿夜间尿床已 7 年余。自 7 岁患急性肠胃炎之后，每当饮食不慎，便胃脘隐痛，胃纳日渐减少，饭后自觉腹胀。形体逐渐消瘦，精神倦怠，四肢无力，手足发凉，夜寐梦多，大便溏薄，夜间遗尿频发。经服中药治疗，胃痛痊愈，而余证同前，遗尿证同前，遗尿逐渐加重，每晚皆遗，甚则一夜数次。舌淡苔白。脉细弦，尺部无力。

【辨证】脾肾阳虚，膀胱失约。

【治法】健脾温肾，固摄膀胱。

【处方】中极（灸） 关元（灸） 三阴交 足三里

每周 3 次。

【手法】补法。

治疗经过：经针治 3 周，胃纳增加，手足已温，精神好转，大便正常。舌脉同前，按原穴位，每周针 2 次，针 7 次后，遗尿未作，停止治疗，随访一年未犯。

【按语】遗尿是指小便失于控制，不自觉的排尿，一般见有小便失禁或夜间遗尿。前者多见于年老体弱者，后者多见于儿童。中医认为肾司二便，肾气足则能制约膀胱；肾气不足，下元不固，则膀胱失约而遗尿。本例证属脾肾阳虚，下元不固，膀胱失约而致遗尿。病因脾胃受损，运化失职，气血两虚而起。脾为后天之本，肾为先天之本。患者 7 岁，肾气未充，又因后天失养，肾阳亏乏，先天后天失济，两脏受累，虽经治疗而先天难复。肾与膀胱相表里，肾虚则膀胱气化不利，固摄无权；肾主水属阴，阳虚不得坚阴，故夜间遗尿频作。治取中极，此穴为膀胱募；足三阴经任脉之肢；关元为小肠之募穴，手太阳小肠与足太阳膀胱二经相接，经气共济，加灸以温阳补肾，固摄膀胱，调理肝脾；取足三里、三阴交，健脾补肾调气，以固摄膀胱，全方共奏补阳固肾之功，膀胱得以制约，故遗尿得以控制。

痛　经

例一：徐某，女，28 岁，已婚。初诊日期：1967 年 5 月 12 日。

患者于五年前产第三胎后 3 天，生气郁闷，日久不解，遂于产后 2 个月经水复潮，伴有少腹疼痛。此后月经周期后错，经行少腹绞痛；量多色暗，有血块。腹痛时用热敷或服止痛片，痛势稍减，带经 4 ～ 5 日。平素时有胁肋胀痛，腰酸乏力，带下增多而色淡。食欲不振，夜寐易醒多梦，大便时稀，小便正常。患者面色黄白，体瘦。舌淡红，苔薄白，脉沉细弦。

【辨证】产后体虚，肝郁不舒，气滞血瘀。

【治法】补益气血，疏肝解郁，行气化瘀。

【处方】

方1：气海　关元　归来　中极　三阴交　太冲　灸关元

方2：上次髎　肺俞　心俞　肝俞　脾俞　肾俞　膈俞

上述两套处方，于每月行经前4～5日针灸。第一天针方1，第二天针方2，依次交替使用，经潮即停。

【手法】补法，太冲用泻法。

治疗经过：经治二月，痛经减轻，诸症好转，仍按原方继针。九月份复诊，行经时少腹绞痛未作，仅于经前一天少腹隐痛，心胸烦闷，经后症减，未服止痛片。再以前方治疗，至十月份再诊，痛经消除，唯有不适感，继以原方针灸4次，停诊观察。两月后追访，痛经未作，诸证基本消除。

例二：郭某，女，35岁，已婚。初诊日期：1967年4月。

患者正值经期受到"冲击"，思绪郁怒，胸中懊侬，次日月经中断。此后每逢经期则少腹疼痛，有时伴有呕吐，甚至昏厥。食欲逐渐减退，胁肋作胀，急躁，失眠多梦。经量减少，色紫黑，带经二日即净，经后痛止。患者体瘦，面黄无泽，精神恍惚。舌质淡，苔薄白，脉沉细。

【辨证】肝郁气滞，脾胃不和。

【治法】舒肝理气，健脾和胃。

【处方】

方1：中脘　气海　关元　中极　天枢　归来　内关　三阴关

方2：五脏俞加膈俞

两组处方交替使用，于行经前五天针灸，每日1次，经潮即停。

【手法】方 1 用泻法，方 2 用补法，其中膈俞、肝俞用泻法。

治疗经过：治疗三个月，痛经减轻，情绪急躁稍缓解，睡眠好转，经量经色均见改善。按原方治疗，半年期间共针灸 30 次，痛经消除，食纳增加，睡眠安好，精神转佳，停针。半年后追访，痛经未作。

例三：张某，女，19 岁。初诊日期：1967 年 3 月 2 日。

患者于 1965 年初中毕业到农村插队，因同学之间关系不和，心情不舒畅，忧郁憋气，又因饮食不节，饥饱无度，以致月经后错，量少色淡，经期少腹钝痛，持续 1 ～ 2 天。昨日月经来潮，后错 10 天，量少色淡伴有血块，少腹钝痛，按之尚能缓解，气急烦躁，食纳减少，睡眠不安，二便尚调。舌苔薄白，脉象细弦。

【辨证】肝郁气滞，脾胃失健。

【治法】舒肝解郁，健脾和胃。

【处方】老十针方去天枢，加灸关元、水道，每周 3 次。

【手法】补法，其中水道用泻法。

治疗经过：当日针后腹痛已除，余证尚无明显变化。次日晨起疼痛又作，持续 10 多分钟。情绪好转，睡眠渐安。舌脉同前，按原方治疗。1967 年 3 月 6 日三诊，疼痛未作，停针观察。1967 年 4 月 24 日月经再次来潮，痛经诸症未发。

例四：张某，女，25 岁。初诊日期：1967 年 11 月。

患者 13 岁月经初潮，伴有少腹隐痛，周期后错。15 岁时症状开始加重，经前一天少腹发凉，疼痛剧烈，大汗出，甚则昏厥，月经来潮则疼痛稍有缓解。食纳无味，夜寐不安，精神萎靡，面色黄。舌苔白，脉沉缓。

【辨证】脾肾不足，胞宫虚寒。

【治法】培补脾肾，温暖胞宫。

【处方】

方 1：中脘　气海　关元　中极　足三里　三阴交　加灸关元（艾条灸）

方 2：五脏俞加膈俞，加灸

经前 5 天开始，两方交替应用，每日 1 次。

【手法】补法。

治疗经过：经治二月来共针灸 8 次，痛经减轻，不服止痛片已能耐受。四个月内共针灸 16 次，痛经已除。嘱患者于经前 1 周用艾灸气海、关元 30 分钟，此后痛经未作。

【按语】痛经是妇科常见病、多发病之一。系指妇女在月经期前后或行经期间发生腹部疼痛或其他不适，甚则影响正常生活及劳动。痛经是自觉症状，临床分为虚实两类。实证多发生于经前，或行经前半期，症见经行不畅，下腹疼痛剧烈，沉坠憋胀，或绞痛难忍，拒按，经色紫黑，伴有血块，每于血块排出则腹痛缓解。舌质正常或紫蓝色，有瘀点斑块。脉象沉涩或弦滑。虚证多发生于经后，或行经后半期，痛势轻而绵绵不休，喜按喜暖，伴有全身其他虚象，经血色淡，量少，舌质淡，脉沉细。

中医认为，妇女在月经期间，由于阴血耗伤，卫外失固，易受六淫侵袭或七情所伤。而痛经的发生，多由于郁怒伤肝，气滞血瘀，或寒邪凝滞，经血不通，或气血不足，胞脉失养以致经血不通。中医根据临床习惯，将月经初潮即患本病者称为原发性痛经，已潮多次，而后患者，称为继发性痛经。与西医的分类方式略有不同（西医所谓原发性痛经，系指生殖器官无明显病变者。继发性痛经，则指生殖器官有明显病变者）。中医认为，痛经的发生，主要由于经血运行不畅，不通则痛。能起经血运行不畅的原因，多责之于气滞、寒凝、热结，湿阻或气虚血运无力等。

针灸治疗痛经，同样要根据“虚者补之，实者泻之”的原则。切忌通用攻瘀逐血之法。对于痛经虚证则补而通之，正如前贤所说：“若欲通之，必先充之，气血充沛，脉道满盈，则运行无阻，通则不痛矣。”对于痛经实证，则以攻瘀为主，行而通之；寒证温而补之；热证清而通之；虚中夹滞者补中有通；纯虚无滞者，补益气血，使之胞脉得养则痛经自愈。

王乐亭老医生治疗痛经，已初步摸索出一套规律。他认为对于痛经虚证，治应补益气血，濡养冲任，可用“老十针”为主方（详见“老十针赞”）。“老十针”方功能调中健脾，理气和血，升清降浊，调理脾胃。其中以气海为主穴，因气海为生气之海，由蒸动气化，以助运化之机，且能通调任脉，温固下元；加关元以培肾固本，调气回阳；其中膈俞为血之会，女子以血为本，血又为经水之主要成分，与气血密切相关，故刺膈俞以疏通气血，具有统治一切血病之功；它与五脏俞合用，功能调气和血，扶正固本，调理阴阳。本方用于治疗痛经则应根据病情随证化裁。手法多施以补法，或配合灸法。对于痛经实证，因其邪气壅实，气血运行瘀滞，不通则痛，故以疏肝理气、活血化瘀为基本法则。因为肝藏血，主疏泄，司血海，为经血之本；肝气条达，疏泄有度则经血流畅，通则不痛。针治处方多用中极、三阴交、归来、太冲，且以中极、三阴交为主穴，手法多用泻法。中极有助气化、通调冲任之功；归来有补气升提、调经止痛之效；三阴交为足太阴脾经、足厥阴肝经、足少阴肾经之会，能健脾化湿，疏肝益肾，调理肝、脾、肾三之功能；太冲舒肝解郁，理气调血。若为寒证，则加灸气海、关元，以温肾助阳，血得温则通，使之气血流畅。若为湿热证者，则泻三阴交、中极以清热利湿。若为寒湿证者，加灸气海，以助躁湿之力。若为气郁化热者，泻中极、归来。若并发恶心呕吐者，泻内关、上脘以调理气机，降逆和胃。若伴有腹泻便溏者，灸气海、关元加天枢。天枢为足阳明胃经穴，为大肠之募，腹气之街，功能为分理水谷，调理肠胃之气，与气海相配，能振奋下焦之元气，助肠胃腐熟水谷以利运化，从而达到健脾止泻之功效。

对于以上四例的治疗，完全体现了王乐亭老医生治疗痛经的经验。例一至例三为继发性痛经，例四为原发性痛经，均因情志不遂而诱发，证系肝郁气滞为主，但由于年龄、婚姻状况、病程长短以及体质之不同，在治疗上同中有异。

例一，正值产后又逢生气，情志郁怒，肝失条达，气机不疏，以致气滞血瘀，经行不畅，不通则痛，故经行少腹绞痛，经色暗红成块。肝经布胁，胁抵少腹，气机不畅，故两胁胀痛；肝木乘土，脾胃失健，故食欲不振，大便时稀。又因产后气血亏虚，化源不足，心无所养，故见失眠多梦；肝脾受损，则肾精不足，故见腰酸乏力，肾气不足，阳不化湿，则带下增多。治取任脉少腹部之俞穴气海、关元、中极，以补气调经，滋阴养血，行气化瘀；灸关元以温经行血、化瘀通经；取三阴交、太冲以滋阴舒肝；取背部俞穴以调和五脏，理气养血，健脾和胃。另外，加用上次髎，为膀胱经穴，是治疗泌尿生殖系疾病之要穴，且又主气，取其疏导经气、祛瘀化滞。总观本例属于虚中挟滞，即虚中挟实之证，故采取补中有通之法，且以扶正为主，祛邪为辅，使之脏腑和调，气血流通，以期正复邪去之效。

例二，于行经期间精神受刺激而月经中断，继发痛经诸证。系因肝气横逆，木郁乘土，属于气机致病。气为血帅，血为气母，气行则血行，气滞则血瘀，经血不通，故见腹痛，经色紫黑；肝气上逆，清窍受蒙，甚则发为昏厥；肝失条达，故见胁肋作胀，气急烦躁；肝气横逆，胃失和降，故食欲不振，时有恶心呕吐；脾胃化源不足，气血两亏，故经量减少，体瘦面黄无泽，舌质淡，脉沉细。治疗时取任脉少腹部穴气海、关元、中极，加中脘和胃宽中；归来调经降逆；内关宽胸膈舒气机，除心胸之郁闷。“五脏俞加膈俞方”调补气血，肝气条达；木疏土和则痛经诸证自除。

例三，亦属肝气郁结，失于疏泄，经滞不畅，又因饮食不节，伤及脾胃，气血化源亏乏，以致经行腹痛，量少色淡，见有血块等证，故取“老十针”方加减，健脾和胃理气，欲通先充，气血旺盛，脉道充盛，经水得以流畅。灸关元以壮元阳、补元气，气行则血行；另加水道通利下焦气机。本例系青年未婚女子，因病而虚累及后天，故以“老十针”方加减而取效。

例四，为原发性痛经，渐次加重，证系先天不足，后天失养，胞宫虚寒，经脉空虚，寒性收引，以致血流稽迟，虚则滞涩，气血凝滞，经水被遏，欲行不能，不通则痛；阳气受阻，营卫不和，故厥逆自汗。治以“老十针”方化裁。灸关元温肾固本，加用五脏俞加膈俞方，以调整补阴阳，使之先天得养，后天得益，气血充盛，阴阳平和，虚寒得消，诸证自除。

总体来说，妇女以血为本，以气为用，二者相辅相成。血为经水之主要部分，而经血之生化、蓄溢有赖气机之调畅。气行则经血行，气滞则经血瘀，气寒则经血凝，气热则经血结，而痛经的发生关键在于经血不通，不通则痛。治以调理气血为主要法则。王乐亭老医生以“老十针”为主方，配合五脏俞加膈俞方，用补泻手法加以调整，并随证加减，灵活变通，疗效显著。

闭 经

例一：刘某，女，20岁。初诊日期：1973年10月31日。

患者14岁月经初潮，15岁到农村插队，经常接触凉水，此后经行不畅，量少有血块，约半年后开始闭经。食纳少，疲乏，腹痛，带下量多，大便正常，小便清长。曾服中药未效。舌苔薄白，脉象沉细。

【辨证】下焦寒湿，冲任受阻。

【治法】健脾化湿，温经散寒。

【处方】“老十针”方。关元加灸，气海加灸。每周3次。

【手法】补法。

治疗经过：针治5次，食纳增加，腹痛发作一次，带下量减少，大便正常，小便清长。原方去上脘、下脘、天枢，加阴陵泉，连针十次，至1973年12月1日就诊时，月经复潮已2天，经量增多，食纳正常，腰酸、体乏消失。1973年12月25日继用前方治疗，每周2次。1973年12月28日第二次行经，周期、经量如常，无不适感，停诊观察。

例二：夏某，女，24岁，未婚。初诊日期：1971年11月。

患者去山区“拉练”，天气虽冷，因急行奔走而汗出，中途休息，汗退后全身反觉寒冷战栗，以后开始闭经，迄今已一年半之久。每用黄体酮治疗，月经虽行，但量少色暗伴有血块，带经二日，停用黄体酮后又闭经。平时少腹发凉发胀，腰酸明显，食纳尚可，二便如常。舌苔薄白，脉象沉涩。

【辨证】寒客胞宫，气血凝滞。

【治法】温经散寒，暖宫调经。

【处方】中脘　气海　关元　中极　天枢　水泉　合谷　足三里　三阴交　灸关元

【手法】补法。

治疗经过：针灸5次，少腹冷感消失，针灸8次，月经来潮，经血量少，腰酸减轻。继针治二次停针，嘱患者自己灸关元、气海，每日2次，直至再次月经来潮。经治后月经周期正常，经血量适中，带经四日而净。

例三：王某，女，27岁，未婚。初诊日期：1978年7月3日。

患者以往月经正常，因生气劳累而致闭经四个月之久。每月定期出现烦躁、胸闷胁胀，睡眠不实，持续时间约一周。饮食一般，近一月来大便时溏，小便色黄。体质消瘦，面色黑。舌质稍暗，脉弦细涩。

【辨证】肝郁脾虚，气滞经闭。

【治法】舒肝健脾，理气通经。

【处方】

方1：合谷　三阴交　太冲　中脘　关元　中极　血海

方2：环跳　上次髎　三阴交

两组处方交替使用，每周3次。

【手法】补法。其中太冲用泻法。

治疗经过：经针治10次，于1978年7月24日月经来潮，量少色淡，经行不畅，少腹作痛，有时口苦。仍按前方继续治疗，间隔一月，经水复潮，经量适中，诸症已除，停针观察，两月后追访，月经已恢复正常。

【按语】闭经为妇科常见病、多发病之一。妇女应有月经而超过一定时限仍未来潮，且属于病理情况者称为闭经。闭经分原发性闭经和继发性闭经两类。凡年龄超过18岁仍未行经者，称为原发性闭经。月经周期已建立，又停止三个月以上者称为继发性闭经。从中医观点来看，闭经又有虚证、实证之分。

闭经虚证有阴、阳、气、血、虚亏之分，以致冲任空虚，胞宫失养，月经闭止不行。闭经实证，多因气郁，寒凝、血瘀、热结、痰湿阻滞冲任，胞脉不通，以致月经不行。治疗虚证，根据“虚者补之”的原则以调和阴阳，补益气血，以治肝脾肾为主；实者泻之，宜攻宜通，治以活血理气为主。王乐亭老医生根据上述理论拟定的基本处方是：关元、中极、归来、三阴交、合谷。其中关元培肾固本，益气壮阳，具有强壮作用，为治病保健之要穴。而关元又为小肠之募穴，小肠与心相表里，心主神明。神明指精神意识活动，对于月经生理也起主导作用。而心主血脉，其络脉与胞宫直接相连，正如《素问·评热病论》说：“胞脉者，属心而络于胞中，令气上迫肺，心气不得下通，故月事不来也。”说明心气下通，胞宫得以荣养温煦，血液生化经水，月事才能来潮。中极能助气化，调理胞宫，二者为任脉之穴；任为阴脉之海，为足三阴、任脉之会。肝、脾、肾三脏对于妇女月经生理的调节起着重要的作用。肾藏精，司二阴，为先天之本；肝藏血，喜条达，司血海，为经血之本；脾统血，生化气血，为后天之本；三者经气会于任脉之关元、中极。然而，任脉主胞胎，与冲脉同起于胞宫，冲为十二经之海，任通冲盛则胞宫得养，经血蓄溢正常，正如《素问·上古天真论》所说："女子七岁肾气盛……二七而天癸至，任脉通，太冲脉盛，月事以时下……"另外，再配合归来穴，此穴为足阳明胃经穴，胃经为多气多血之经，而冲脉隶属于阳明，故而刺之能使经血"归来"。三阴交为足太阴脾经、足厥阴肝经、足少阴肾经之会，能健脾化湿，疏肝益肾。合谷为手阳明大肠经，所过为"原"，有调气和血之功能。本方"穴少力专"，能调理冲任，益气养血，活血调经。临床应用时，可根据证情之虚实，施以补泻手法。

例一，于14岁月经来潮，肾气盛，天癸虽至而不固。又因生活失于调护，寒邪侵犯，脾肾同病，生化亏乏，冲任失养，胞脉空虚。又因阳气不宜，湿邪内生，寒湿阻滞，以致经行不畅，开始月经量少有血块，而后闭经，伴有腹痛、带下增多、纳少乏力、小便清长。证系下焦寒湿，冲任受阻。治以健脾化湿，温经散寒。方用"老十针"方，关元、气海加灸，以调和健脾，理气和血，升清降浊，调理肠胃，温暖下元，加阴陵泉为足太阴之合穴利下焦，益阳燥湿，暖宫祛寒，补养气血，调理冲任。

例二，因汗出卫阳不固，寒客胞宫，血得寒则凝，以致经水不行，不通则痛；阳气被遏，失于温煦，故少腹发凉发胀，腰酸明显。方用"老十针"加减，其功效机理同上，唯加水泉，乃足少阴肾经之郄穴。郄为空隙之意，乃经气深集的部位，刺之能调补肾气，肾气充盛则天癸至，任脉通，太冲脉盛，胞宫得养，化生经水，月经才能复潮。合谷、三阴交通经活血，为王乐亭老医生治疗闭经的常用配穴。

例三，证属肝郁脾虚，以致闭经。肝失条达，疏泄失常，气机不畅，血固气滞，经水不行，故见烦躁，胸闷，胁胀。劳累伤脾，失于健运，故见大便时溏。由于化源不足，冲任失养，血海空虚，以致血虚血滞，故见体瘦、面黑、舌暗、脉弦细涩。治以疏肝健脾理气通经。针取合谷、三阴交，使气血下行以通经；太冲疏肝解郁；血海养血调经；中脘运化水谷，滋助化源；气海、关元、中极益气补肾，调以行气。另外选用膀胱经之上次髎邻近胞宫，使之前后相应。以理气通经。环跳为胆经与膀胱经之会穴，肝与胆相表里，从胆以调肝为其独特之体会。王乐亭老医生对于针刺环跳有以下三种看法：①能使经气直达少腹。②能前后呼应并起“决断”之作用。理论根据是《素问·灵兰秘典》记载的“胆者中正之官，决断出焉”。与《素问·六节藏象论》的“凡十一脏，皆取决于胆也”。③能调理肝血，因为肝胆相表里，肝为经血之本，从胆以调肝功效直捷。手法的运用系根据证情的虚实而行补泻之手法，并取轻、中、重刺法，力度灵活掌握。王乐亭老医生在刺环跳时取穴的方法与众不同。患者侧卧环跳穴位于大转子的后下缘（图 17），针刺时针尖斜向少腹刺入使针感直达前阴部，奏效才能理想。

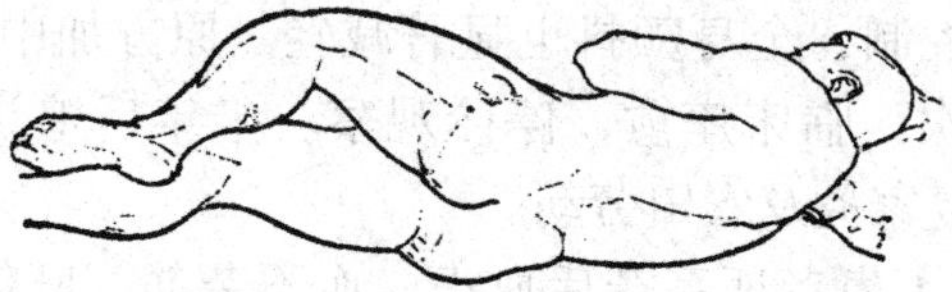

图 17　环跳穴的王氏取法

产后血虚颤抖

金某，女，25岁。初诊日期：1964年4月。

患者产后十天发现两手抖动，逐渐发展至两臂以及头部轻微摇动。产后30天，因生气急怒，全身抖动不能控制，至今已3个月。近来病情加重，尤以四肢颤抖更为明显，活动失灵，不能端碗，走路蹒跚，口齿发紧，语言迟钝，夜寐不安，饮食正常，大便稍干，小便正常。因哺乳，月经未潮，白带增多。曾服中西药未效。体瘦，面色苍白，舌质淡，苔薄白，呼吸稍急促，脉细弦。检查：四肢关节无强直，肌肉无紧张。

【辨证】产后血虚，血不荣筋，肝气郁结，肝风内动。

【治法】补益气血，养血荣筋，疏肝解郁，柔肝熄风。

【处方】

方1：手足十二针方。

方2：五脏俞加膈俞方。

两套处方，交替使用，每周3次。

【手法】补法。

治疗经过：经针刺二周，颤抖有所减轻，四周后持续性摇头基本控制，全身颤抖也显著减轻。原方加中脘、气海。再针治8次，临床痊愈，停诊观察。半年后追访，未再发作，已恢复家务及农田劳动。

【按语】患者证系产后血虚，血不荣筋，肝郁气滞，肝风内动。因为肝藏血，主筋，喜条达。产后伤阴失血，又因生气急怒，郁怒伤肝，肝血愈虚，筋脉失荣而拘急挛缩；血虚不能柔肝，则肝风内动，颤动抖擞。正如《内经》所说："诸风掉眩，皆属于肝。"由于血虚不能濡养全身，故手不能握，足不能步，言语不利。心血不足，则夜寐不安；阴虚不润，故大便干。面色苍白，舌质色淡，脉细弦，均为血虚之候。治以补益气血，养血荣筋，疏肝解郁，柔肝熄风。用"手足十二针"方以调和阴阳，通经活络，调气和血。若欲补血必先益气，旨在阳生阴长，无气则血无以生。欲治其风，必先治血，即所谓"治风先治血，血行风自灭"之意。"手足十二针"方具有调和气血，濡养筋脉之功。方中曲池、合谷、足三里调补气血；内关宽胸解郁，阳陵泉舒筋活络；三阴交气血双补。配合五脏俞加膈俞方调理脏腑，疏通气机，以助气血生化之源。加用中脘、气海以健脾胃而益肾，扶正固本，调和阴阳。

产后痿证

例一：朴某，女，28岁。初诊日期：1967年12月3日。

患者产后两腿痿软无力约一年之久。一年前，产后出现两下肢发凉，渐次累及两侧膝部及臂部，站立时两腿酸软无力，行走不便，每遇风感寒更甚，夏暑之季仍需用棉絮包裹膝部。伴有心慌、失眠，饮食尚可，大便时溏，小便清长。检查膝关节无红肿。曾服中西药未效。患者面色黄，形体瘦弱，舌苔薄白，舌质淡。脉沉细无力。

【辨证】产后伤正，脾肾阳虚，筋脉失养。

【治法】益气养血，温补脾肾，濡养筋脉。

【处方】

方1：中脘　气海　关元　中极　气冲　髀关　犊鼻　足三里　解溪　三阴交　灸关元

方2：肾俞　上次髎　环跳　委中　昆仑　灸肾俞

两套处方，交替使用，每周3次。

【手法】两套处方，均用补法。髀关深刺3寸；环跳深刺4寸。

治疗经过：针灸12次，两侧下肢无力好转，下肢发凉感渐轻。可以去掉裹膝的棉絮。继用原方治疗12次，诸证消失；大便日解一次，已成形，肢体活动如常，能操持家务劳动，停诊观察。

例二：刘某，女，36岁。初诊日期：1978年4月1日。

患者分娩，由于产程较长，产后第二天开始两下肢麻木，左侧较重，感觉迟钝；继之二便失禁，食纳不佳，睡眠尚可。经治未效。患者面色黑无泽，形体瘦弱。腰骶部及马鞍区、前阴部，痛觉迟钝。搀扶下地，左腿不能站立，右腿步履自如。舌苔薄白，脉细弦。

【辨证】产后正虚，肝肾亏损，筋脉失养。

【治法】补益气血，滋补肝肾，荣养血脉。

【处方】

方1：八髎　环跳　承扶　殷门　季中　承山　昆仑　涌泉　灸命门　灸肾俞

方2：气街　髀关　伏兔　犊鼻　足三里　上下巨虚　三阴交　解溪　陷谷　内庭　灸气海　灸关元

方3：带脉　居髎　风市　阳陵泉　三阴交　光明　悬

钟　丘墟　足临泣　太冲

拟定三套处方，依次使用，每周 3 次。

【手法】补法。

治疗经过：针灸 3 次，下肢麻木减轻，左足大趾能翘起，右足稍有触痛觉。按原方继针 6 次，右腿活动渐灵活，左腿麻木渐轻，已有触痛觉，足五趾均能活动，膝部周围已有痛觉仍以前方交替使用，每周 2 次；灸气海、关元、命门、肾俞，时间加长。继续针灸 8 次，右腿麻木已消除，痛觉恢复，左腿站立较前有力，但步履仍无力，搀扶能行走；月经复潮，经色正常，经量较少；二便已能控制。仍按前方治疗，针灸 8 次，下肢麻木基本消失，二便正常，两下肢能持力。按原方又针灸 8 次，诸证消失，停止治疗。

例三：谭某，女，35 岁。初诊日期：1959 年 10 月。

患者产后两下肢痿软无力已月余。自产后两日开始发热（体温 37.5℃），自觉两下肢无力，麻木已持续月余，服药未效，病逐渐加重，以致卧床，翻身，起坐不便。两腿不能抬举，足踝软弱，皮肤感觉迟钝，两膝以下发凉。纳食无味，夜眠不安，多梦，胸闷，大便干燥，数日不行，小便失禁，产后恶露未净。患者面色萎黄，形体消瘦，舌质淡，舌薄白，两脉沉细无力。

【辨证】产后伤肾，气血两虚，筋脉失养。

【治法】温补肾气，益气养血，荣养筋脉。

【处方】治瘫十一方：

1 组　督脉十三针方：百会　风府　大椎　陶道　身柱　神道　至阳　筋缩　脊中　悬枢　命门　阳关　长强

4 组　足膀胱配肾经穴：八髎　环跳　承扶　殷门　委中　承山　昆仑　涌泉

6组　足阳明胃经配脾经穴：气冲　髀关　伏兔　犊鼻　足三里　上巨虚　下巨虚　解溪　陷谷　内庭　三阴交

【手法】补法。

治疗经过：第一疗程，按治瘫十一法中第6组方加中脘、气海，灸关元，隔日一次。针一疗程后，足腕部可以屈伸，二便失控逐渐恢复。第二疗程，按治瘫十一法第1组方、第4组方加肾俞、大肠俞。针刺后，患者扶桌子边能够站立，并能走几步，小便已能控制。第三疗程，按第二疗程原方加灸气海、关元，针灸后患者能用双拐助行。第四疗程，按治瘫十一法中第4组方、第6组方继灸关元，加肾俞、阳陵泉。针后患者能扶单拐行走。第五疗程，仍以上穴，针后患者能独立慢步行走，二便已能自理。基本痊愈，停针观察。继续回家自己灸关元，每日7壮，共计500壮。

例四：王某，女，32岁。初诊日期：1950年8月。

患者产后半年来，下肢无力，步履艰难。自觉少腹发凉，大便时溏，近二三月来晨起即泻。饮食、睡眠尚可。曾服中药治疗未效。患者面色白而无泽，形体消瘦，舌质淡，苔薄白，脉沉细。

【辨证】产后亏损，脾肾阳虚，筋脉失养。

【治法】强壮元阳，补益脾肾，温养筋脉。

【处方】灸关元。

治疗经过：每日灸关元15壮。一个月后，每日灸20壮。患者自觉两下肢较前有力，少腹发凉感减轻。继灸关元，一个月后，两下肢比以前更有力，不用搀扶即能行走。再用原方治疗一个月，两下肢活动恢复正常，临床痊愈。

【按语】中医所谓产后痿证，西医认为可能是由于儿头压迫骶丛神经支所致，伴发外胭神经所支配的肌肉麻痹（踝部屈肌与趾伸肌），偶尔臀肌也有部分受累，此类情况为产科所特有，故有产科麻痹之称。

中医认为其证因为产后伤正，气血俱虚，阴津耗损，筋脉失养。王乐亭老医生根据“治瘫十一法”（详见“治瘫规律初深”）进行治疗。

例一，证系产后伤正，脾肾阳虚，筋脉失养。治以益气养血，温补脾肾，濡养筋脉，用“治瘫十一法方”第5、第6组法方合用，亦即治任脉法——任脉配肝、胃二经穴。治脾胃法——足阳明胃经配脾经，以育阴固本，疏肝和胃，调胃健脾，养血荣筋。加灸关元以温暖下元。第二套选用第4组治膀胱法——足太阳膀胱经配肾经，以调节州都，强筋健步，加灸肾俞，以温肾助阳。两套穴方均用补法。尤以髀关穴深刺3寸，环跳深刺4寸，以增强穴位之效应。经治一疗程，诸症减轻，继用原穴针治第二疗程后，诸证消失，活动如常，已恢复家务劳动。

例二，证系产后正虚，肝肾亏损，筋脉失养。治以补养气血，滋补肝肾，荣养筋脉。方用“治瘫十一法方”。第一套用第4组治膀胱法——足太阳膀胱以配肾经，以调节州都，强筋健步，加灸命门、肾俞以温肾益精。第二套用第6组治脾胃法——足阳明胃经配脾经，以调胃健脾，养血荣筋。加灸气海、关元，温肾益气。第三套用第7组治肝胆法——足少阳胆经配肝经，以强筋壮骨，疏利关节。经针灸9次，症状大减。仍按原方，并加强灸力，症状逐渐消失，感觉及运动功能恢复正常，二便能够控制，月经复潮。共计针灸33次，临床获愈。

例三，证系产后伤肾，气血两虚，筋脉失养。治以温补肾气，益气养血，荣养筋脉，采用“治瘫十一法方”的第1、

4、6组交替使用。第一疗程用第6组治脾胃法——足阳明胃经配脾经，功能为调胃健脾，养血荣筋，加中脘、气海调中益气，灸关元以温肾助阳。第二疗程用第1组治督法——督脉十三针方，功能为疏通督脉，补髓健脑。第4组治膀胱法——足太阳膀胱经配肾经，功能为调节州都，强筋健步，加肾俞、大肠俞以补肾气、调大肠、利二窍。第三疗程，继用上穴加灸气海、关元以补气温肾。第四疗程用第4、6组，继灸关元，另加肾俞、阳陵泉，以调补肾气，舒筋利节。第五疗程，按第四疗程穴方，继灸关元，每日7壮，共500壮。经过五个疗程及500壮灸，历时半年获愈。

例四，证系产后亏损，脾肾阳虚，筋脉失养。治以强壮元阳，补益脾肾，温养筋脉。王乐亭老医生根据患者阳气亏损、体质虚弱、病程日久等情况，认为不宜针刺久治，故采用单纯灸法，仅灸关元一穴，每日15壮，一月后每日增至20壮，以温补元阳、益肾健脾，元阳充盛不仅使脾胃功能恢复、气血生化有源，而且能温煦濡养筋脉，从而使筋脉气血通畅，下肢运动恢复。

从上述四例的治疗经验看来，对于治疗外伤性截瘫所拟定的“治瘫十一法”，不但适用于外伤性截瘫，而且也可用于产后痿证。

子宫脱垂

例一：邓某，女，64岁。初诊日期：1973年2月28日。

患者腰部酸痛、少腹下坠已月余。食纳尚可，睡眠一般，二便正常，带下量多。经某医院检查，诊断为子宫脱垂（Ⅲ度），经服中药未效。面黄体瘦，舌苔薄白，脉象沉弦。

【辨证】气虚下陷，发为阴挺。

【治法】补中益气，升阳举陷。

【处方】

方 1：肾俞加灸，环跳。

方 2：老十针方加百会，灸关元。

【手法】补法。

治疗经过：经过针灸治疗 2 次，腰痛腹坠减轻，针灸 5 次，子宫位置有所上升，自己已触不到。再按原方治疗 2 次，诸证消失。经某医院复查，子宫位置已恢复正常。

例二：魏某，女，58 岁。初诊日期：1968 年 7 月 13 日。

患者 3 个月来阴部重坠而胀，似痛似痒，腰酸乏力，带下量多而腥臭异常，夜寐不安而多梦，饮食减少，大便正常，小便频数。生育六胎均健在。经某医院检查，诊断为子宫脱垂（Ⅱ度）。症趋加重，服中西药未效。体瘦，面黄而晦黯。舌质淡，苔薄白，脉沉细。

【辨证】气虚下陷，发为阴挺。

【治法】益气举陷。

【处方】

方 1：百会　中脘　气海（灸）　关元　中极　足三里　三阴交

方 2：肾俞　上髎　环跳

两方交替使用。

【手法】补法。

治疗经过：针灸6次，阴部症状减轻。针灸24次，症状消除，带下减少，经原某医院复查，称子宫基本复位。

【按语】子宫脱垂，是指子宫位置沿阴道下降，甚至脱出阴道口，中医称为“阴挺”或“阴脱”。此症多发生于体力劳动妇女或多胎多产者。发病多因中气虚弱，或产时损伤胞络，产后失于调护所致。上述两例均为年老体衰、中气下陷、冲任不固、无力系胞，以致胞宫脱垂。

王乐亭老医生治疗此症多用“老十针方”加减，补中益气，升阳举陷。中气旺盛，冲任固摄，则胞宫受约，升提复位，诸症消除。方中百会为督脉穴，是手足三阳、督脉之会。督脉总督一身之阳，取其升阳固脱。加灸气海，以培元阳。三阴交调补三阴之经气。肾俞壮肾气，司二阴。上次髎为膀胱经穴，膀胱与肾相表里，又因其邻近胞宫，针刺之则调理气机增强系胞之力。环跳为胆与膀胱经之会穴，刺之能使针感直达少腹。膀胱与肾相表里，故能调肾气以固胞宫，全方寓升于补，寓提于固，因而速效。另外，环跳穴为王乐亭老医生治疗泌尿生殖系统疾患的经验用穴。针刺时针尖斜向少腹，使之针感向前下方阴部传导，以前阴及少腹有抽搐感为度。

不孕症

刘某，女，27岁。初诊日期：1967年秋。

患者结婚5年余，未孕。双方经检查未发现异常。心情忧郁，睡眠不实、多梦，饮食量少。月经周期前后不定，色淡量少，二日净。少腹发凉，二便正常。曾服中西药未效。患者体型中等，面色黄白，舌质淡、苔薄白，脉沉细。

【辨证】脾肾不足，胞宫虚寒。

【治法】补益脾肾，暖宫调经。

【处方】

方 1：气海　关元　中极　三阴交　留针 30 分钟。加灸关元（艾条自灸）20 分钟。

方 2：五脏俞加膈俞方，加八髎。

两方交替使用，每周 3 次，12 次为一疗程，间隔 1 周。

【手法】补法。

治疗经过：经治四个疗程，共计针刺 48 次，于第 5 个月怀孕，停止治疗。此后连生三胎，均健在。

【按语】不孕症是指夫妇同居而未避孕，经过较长时期未能怀孕者。分为原发性不孕症与继发性不孕症两种。原发性不孕，指妇女婚后从未受孕。继发性不孕，指婚后曾有妊娠而未再孕两年以上者。中医认为，在正常情况下，“女子七岁肾气盛……二七天癸至，任脉通，太冲脉盛，月事以时下，故有子”。不孕的原因，多由于肾虚血亏、肝郁宫寒、痰湿阻滞等，致使冲任失调、气血不和。本例患者 27 岁，婚后 5 年未孕，脉证合参乃肾气不足，脾虚不健，精血亏少；胞宫虚寒、冲任失调所致。冲任二脉同起于胞宫，与生育机能密切相关。冲脉为十二经之海，又称血海。任主胞胎，为阴脉之海，与足三阴经、阴维及冲脉在腹部相合，且与肝、脾、肾三脏间接相通。冲为血海、任主胞胎，均以血为本。而血的生化、贮藏、运行、统摄、蓄溢，有赖于肝、脾、肾三脏。故治取任脉在小腹之气海、关元、中极穴，其中气海穴可生发元气，温补下元，通调任脉。关元培肾固本，调气回阳，亦为小肠之募。小肠与心相表里，心主血脉，又有经脉与胞宫直接相联系。因为胞脉属心而络于胞中，心气不得下行，则月事不来。所以，心气下行，胞宫得以荣养温煦，才能行经而孕胎。加灸关元以温经散寒，助阳暖宫。中极为足三阴经与任脉之会，用以滋阴养血，补气调经，以助孕胎。三阴交为足三阴经之会，能健脾补气，疏肝益肾。脾统血，为气血生化之源，后天之本；肝藏血，主疏泄，司血海；肾藏精，司二阴，为先天之本。三者与生育机能密切相关。加用五脏俞以调节整体脏腑功能，血会膈俞通利气血。八髎是膀胱经邻近胞宫的穴位，刺之使其前后呼应，其经气又与肾相通。总之，调理全身及脏腑功能，使之阴阳平和，气血充沛，任通冲盛，胞宫得暖，故而能以受孕。

丹 毒

例一：王某，男，57岁。初诊日期：1978年6月12日。

患者发病前两天，全身发紧，自服APC两片无效，次日晚发现右侧脚背红肿灼痛，不能穿鞋，第三天由足背蔓延至小腿外侧，伴有发热（体温38.5℃）、头痛、四肢乏力，影响睡眠，饮食无味，大便干，小便黄。既往有肝炎病史，无类似病史，面色黄，舌苔黄厚，脉象浮数。足背暗红肿胀，扪之灼热，小腿外侧淡红，白细胞：17000。

【辨证】毒热炽盛，气血瘀滞。

【治法】清热解毒，活血化瘀。

【处方】

方1：风市　阳陵泉　三阴交　光明　悬钟　丘墟　足临泣　太冲

方2：血海　髀关　足三里　阴市　三阴交

两方交替使用，每日1次。

【手法】均用泻法。

治疗经过：以针治2次，热退，肿渐消，灼热减。针治3次，小腿红肿显著减轻，复查血象正常。继针2次，诸证均消。共治5次，临床痊愈。

例二：李某，男，47岁。初诊日期：1978年4月18日。

患者外出返京第二天，左小腿刺痛，次日小腿外侧皮肤鲜红，呈条状至脚腕部，走路痛甚。伴有发热（体温39.5℃），曾注射青霉素一周，未效。患者体胖，面色黄白，苔薄白，脉浮数。

【辨证】风热客于肌肤，血脉瘀滞不通。

【治法】疏风泻热解毒，活血化瘀通络。

【处方】

方1：环跳　风市　阳陵泉　光明　悬钟　丘墟　足临泣　太冲

方2：血海　风市　足三里　三阴交　太冲

两方交替使用，每日1次。

【手法】均用泻法。

治疗经过：经治2次后，热已退，红肿见消，4次后痊愈。

【按语】丹毒有急性与慢性之分。若为急性感染或慢性丹毒急性发作，则发病突然，局限性皮肤灼痛发红，因其色如丹涂脂染而命名。患此症多伴有发热，恶寒、局部焮红肿胀并迅速扩大。因发生部位不同而各异，发生于头部者称抱头火丹，发于肋下腰胯的称内发丹毒，生于腿胫部的叫流火，游走全身者叫赤游火丹等。

上述两例证属热毒郁于肌肤，血脉瘀滞。治以清热解毒，活血化瘀通络。故用穴多取足少阳胆经穴。少阳属半表半里，肌肤气血供养依赖于少阳经之转枢。方中风市、阴市疏解郁邪，使毒邪外出；阳陵泉泻肝胆郁热；阳陵泉、光明、悬钟、丘墟四穴相配，通经活络；足临泣、太冲清泄肝胆邪热。取脾经之血海，以清热，活血，散瘀；髀关、足三里泄阳明经之热，热清则津存，大便自调；三阴交养阴清热。全方共奏疏风、泻热、解毒、活血化瘀通络之效。

缠腰火丹

例一：张某，女，42岁。初诊日期：1976年10月14日。

患者十天前背部右侧刺痒痛，次日出现红斑水疱，其中水液浑浊，逐渐向前侧蔓延，直至胸部乳房下部，且呈带状分布，宽约5厘米，疼痛难忍，不能入睡，食纳差，大便干。经期不准，有时二月一行。曾有西药治疗一周，尚未消退。舌质红，苔薄黄，脉滑数。

【辨证】肝胆湿热，经络瘀滞。

【治法】清热利湿，通经活络。

【处方】右龙眼穴放血；病损前端（乳房下）点刺出血。每日 1 次。

【手法】泻法。

治疗经过：治疗一次后，红斑色渐淡，水疱消退，背部开始结痂，继针 4 次，胸部疱疹全部消失，背部结痂脱屑，痊愈停诊。

例二：胡某，男，36 岁。初诊日期：1978 年 4 月 17 日。

患者三天前左背部长红斑，开始刺痒而后疼痛难忍，曾用酒精涂擦，第二天疼痛加重，并向前胸蔓延，呈带状分布，并出现水疱。睡眠不安，口干，喜冷饮，大便干，小便黄。服中药三剂未效。病损部位见有红斑水疱，顶部为白色脓点，大小不等，呈带形分布，宽约 3 厘米。面色正常，舌尖红，苔薄黄，脉滑数。

【辨证】肝胆湿热，经络瘀滞。

【治法】清热利湿，通经活络。

【处方】左龙眼穴放血，阳陵泉留针 30 分钟。胸部病损前端点刺出血。

每日 1 次。

【手法】泻法。

治疗经过：经治后疼痛大减，水疱已见吸收，开始结痂，共针 7 次而愈。

例三：刘某，女，40 岁。初诊日期：1978 年 10 月 26 日。

患者三天前右胸前及剑突下起疱疹两块，每块约 4 厘米 ×5 厘米。红斑中心散在水疱，疼痛较甚，用药未效，症状逐渐加重，并向乳房下部蔓延。大便干燥，四日未行。睡眠不安，小便黄赤，面色红润，舌质红，苔稍黄，脉弦滑。

【辨证】肝胆湿热，经络瘀滞。

【治法】清热利湿，通经活络。

【处方】龙眼穴放血。

每日1次。

【手法】泻法。

治疗经过：经治二次，疱疹开始消退、结痂，疼痛减轻。四诊后，水疱大部分吸收。五诊后疱疹全部结痂，疼痛已除。

【按语】本病特点是皮肤呈现红斑水疱，累累如串珠，多起于胸腰部，融合成条索状，故称缠腰火丹，俗称“缠腰龙”。多为肝胆湿热，蕴郁成毒，气血瘀滞，阻隔经脉，不通则痛，故以剧烈疼痛为主症。毒热入于血分、郁于肌肤则见红斑，湿邪聚积，形成水疱。湿热蕴郁蓄毒，则水疱混浊呈脓疱状，全身见热病证候。

王乐亭老医生治疗本病独取龙眼穴放血，疗效显著。龙眼穴位于手小指尺侧第二、第三骨节之间，握拳于横纹尽处取之（图18），为王乐亭老医生的经验穴。它位于小肠经脉中，属于经外奇穴，刺之有清热利湿、活血化瘀之功效。小肠与心相表里，心经属火，主血脉。龙眼穴放血，能泻心火而清血热。根据“菀陈则除之”的原理，放血又可除菀陈祛瘀通络。取龙眼穴放血治疗带状疱疹是比较独特的。例二曾配合阳陵泉以舒郁清热利

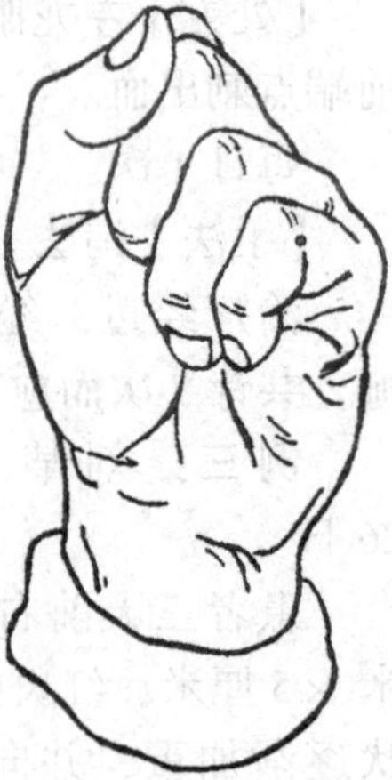

图18　龙眼穴

湿，湿热毒邪得清，经络得通，则疱疹自愈。若于疱疹消退后，仍然后遗神经根性疼痛，则可取与病损部位相应的夹脊穴，尚能取得良好的效果。（详见“诊余漫话”中“华佗夹背新绘”一节）。

痦 瘤

骆某，女，22岁。初诊日期：1959年3月23日。

患者于三个月前。因饮酒而致四肢、胸背部发痒，起风疹块，曾服西药而消退。一月后因饮酒又复发，服西药无效，服用中药则时起时消。月经期间更加瘙痒不安，日轻夜重；疹块呈扁平状如蚕豆大小。食纳不香，睡眠不宁，大便干燥，小便正常。月经先期，伴有少腹痛，色淡量多，带经一周；带下量多，色黄味臭。面色红润，舌质淡红，舌苔薄黄，脉象细数。

【辨证】湿热内蕴，外受风邪，发为痦瘤。

【治法】清热祛湿，活血疏风。

【处方】手足十二针方，加风市　血海。

每周3次。

【手法】泻法。

治疗经过：针治两周，风疹块消失。继而每于月经来潮前针治两次，调理气血，三个月后停诊观察，未再复发。

【按语】痦瘤是皮肤科常见病之一。其特点为皮肤起风疹块，形状不定或大如豆瓣，或小如粟米，或成块成片，遇风易发，故又名风疹块。因其时隐时现，故又名瘾疹。部分患者由于反复发作，病程缠绵数月或数年，难以根治，称为慢性荨麻疹。本病多因腠理不密，外感风邪或肠胃湿热、热郁肌表而致。本例素有湿热，郁于肌腠，因饮酒而诱发，以致瘖瘟疹块，伴有月经不调，带黄量多等证。由于经前、经期冲任气血充盛，郁热内生，湿热益增，故疹发明显；由于病久耗伤阴血，故日轻夜重。王乐亭老医生使用“手足十二针方”（详见“诊余漫话”中“五腧穴选粹”）调和阴阳，通经活络，调气和血。

其中曲池、合谷、足三里清泻肠胃蕴热；内关、阳陵泉、三阴交舒郁清热；加风市疏风泄热；血海、三阴交养血活血；乃遵“治风先治血，血行风自灭”之原则，且能清热祛湿，经治两周，风疹消失，经期也未再发。

湿　疹

翟某，女，52岁。初诊日期：1967年10月15日。

患者于今年七月夜眠醒后，两腿瘙痒，抓之起痕，逐渐波及全身，患处流黄水，服中药而治愈。当月经期则复发，伴有倦怠乏力，饮食不香，夜寐易醒；大便干燥，二日一行，小便短赤。月经先期，量多色暗，带黄量多。服中西药未效。过去有肝炎病史。双下肢大片湿疡，散在胸腹后背，少腹部有糜烂结痂。患者面色红润，舌质红，苔黄腻，脉滑数。

【辨证】湿热内蕴，滞留血分，发于肌肤。

【治法】清热利湿，活血通络。

【处方】手足十二针方：曲池　内关　合谷　阳陵泉　足三里　三阴交，加血海　太冲

每日 1 次。

【手法】泻法。

治疗经过：经治 4 次，全身瘙痒减轻，皮损陆续结痂、脱落，继用上方再针治 3 次，停针观察二月，未再复发。

【按语】湿疹是皮肤科常见病之一，中医称为湿疡。其发病不分年龄和性别，全身部位不定，其特征为常对称发作，瘙痒剧烈，渗出糜烂、结痂。多因风湿热之邪客于肌肤而发，急性以湿热为主，慢性多以血虚湿盛为主。

本例属于湿热内蕴，滞留血分，发于肌肤，治取手足十二针。方中曲池、合谷、足三里健脾和胃，利湿清热，通经活络；阳陵泉、太冲清利肝胆郁热；三阴交、血海活血利湿；内关理气活血。全方共奏清热利湿，活血通络之功，共计 7 次而愈。

夜盲症

贾某，男，26 岁。初诊日期：1967 年 10 月 15 日。

患者两周来自觉两眼夜间视物不清，光线越暗则越甚。以往曾患神经衰弱，经常失眠头痛，食纳欠佳，二便正常，经某医院检查，诊为夜盲症。体瘦，面黄。舌质淡，苔薄白，脉象沉细。

【辨证】精血不足，目睛失荣。

【治法】滋补肝肾，养血明目。

【处方】

方 1：五脏俞　风池

方 2：睛明　合谷　阳陵泉　光明　三阴交　太溪

两套处方，交替使用，每日 1 次。

【手法】补法。

治疗经过：经治 4 次，症状减轻，按原方治疗 6 次，症状已除，夜间视力恢复正常。

【按语】所谓夜盲，即日落入夜之后，视物模糊不清，至天明又复正常，多因肝肾阴亏、精气不能上输于目所致。患者系因精血不足、肝窍失荣所致。肾藏精，肝藏血，精血同源，目得血而能视；肾精亏损，水不涵木，肝目失养，精血不足，故傍晚视物不清；精血不足，髓海亏虚，以致血虚头痛。又因脾胃不健，故食纳欠佳，化源不足，气血更显亏损，五脏六腑之精华不能上注于目，故当从本治之，以五脏俞调五脏补气血。方 1 心、肝、肾、肺、脾俞补气健脾，气血充盛，目荣窍利；另加风池疏利胆经之气而明目。方 2 睛明穴属膀胱经，膀胱与肾相表里，其经脉循行于目，取其使肾水通过足太阳膀胱经上注于目，本穴位近目缘，为治眼疾必取之局部穴位。阳陵泉、光明属于胆经，肝胆相表里，取之能调肝胆之精气上注于目。三阴交、太溪补肾水养肝肾，使之精足血充。合谷为大肠经穴，功能主气主升，经气足则气血畅达，神气旺则眼目光明、视物清楚。方 1 偏于扶正固本，方 2 标本兼顾，两方交替使用，相得益彰。

阳强、阳痿

例一：（阳强）

周某，男，24 岁，未婚。初诊日期：1963 年 4 月。

患者阳强月余，不分昼夜，阳举持续不倒，时有黏液流出，但无射精感，夜寐尚安。食纳香，二便调，既往体健。患者身体略胖，精神尚可，面色红润，舌质红，舌苔薄白，脉弦滑。曾用针灸治疗未效。

【辨证】阴虚阳亢，相火妄动。

【治法】清泄相火，滋补肾阳。

【处方】涌泉　太溪　内关　神门

【手法】泄法。用三棱针点刺涌泉出血。

治疗经过：据患者自述，过去曾使用过气海、关元、三阴交、内关 3 次，症状无改变。又改用关元、中极、曲骨、太溪、内关，3 次后，症状略减，但不明显。经王乐亭老医生指导后改用涌泉、太溪、内关、神门为方，针刺 3 次，症状基本消失，再针 3 次，以巩固疗效。

例二：（阳痿）

张某，男，28 岁，已婚。初诊日期：1963 年 4 月。

患者阳痿一年余。罹病前性欲亢进，一月后发现阳事勃而不坚，兼有早泄，但仍强行房事，逐渐阳事不举，萎弱不用。自觉头晕目眩，心悸腰酸，体乏无力，精神萎靡，四肢消瘦，食欲不振；大便溏稀，日解一次；小便正常。经中西医治疗，效果不明显。患者因病，影响夫妻感情。婚前曾有手淫恶习，结婚二年曾育一男孩，现健在。望诊：面色无泽，舌质淡，苔薄白，脉沉细。

【辨证】肾气亏虚，命门火衰。

【治法】补益肾气，助火兴阳。

【处方】

方 1：百会　气海　关元　三阴交

方 2：命门　肾俞　志室

方 3：灸关元，每日 2 次，每次 10 分钟。（自灸）

方 1 与方 2 交替使用，12 次为一疗程。

【手法】补法。

治疗经过：经治一个疗程后，头晕、目眩、心悸症状已消失，阳痿略有好转，食欲尚好，二便正常。第二疗程后，精神好转，体力充沛，阳事举而不坚。第三疗程后，阳事已能坚举，停诊两周，阳痿已愈，但仍有早泄。又按原方治疗一个疗程，诸症皆除，临床痊愈，返回原籍。二月后来信称双方性生活满意，夫妻感情和好。

【按语】阳强、阳痿均属性功能异常类疾患。例一为性功能亢进，例二为性功能减退。二者发病均与精神状态、纵欲意念或房事过度、早婚以及手淫恶习等有关。中医认为：病位在肾，肾主水藏精，内寄相火，水火既济，阴阳平衡，则性功能正常。

例一，证系阴虚阳亢，相火妄动，以致阳强不倒。治以滋补肾阴，清泄相火。开始取气海、关元、三阴交、内关，经治 3 次，症状无改变。据患者自述，曾针此穴无效，改用关元、中极、曲骨、太溪、内关，3 次后症状略减。最后经王乐亭老医生的指点取涌泉（为足少阴肾经之井穴），用三棱针点刺出血，配太溪以壮肾水而抑相火，引火归元；内关、神门清心火，安神定志。心者君主之官，主神明，主明则下安；心属火，肾属水，心火下济，肾水上承。本方调济水火，使之心肾相交，故阳强自负。

例二，证系肾气亏损，命门火衰，治以补益肾气，助火兴阳。方中百会助阳益气；气海、关元壮元阳补肾气；三阴交健脾益肾；命门、肾俞、志室助火济阴，固摄精气。另外，自灸关元，温阳益肾。经治一疗程后，症状有所好转，经治四个疗程，性功能恢复正常，诸症均除。

诊余漫话

临证约法五章

王乐亭老医生从事针灸工作已50多年。他治学勤奋，态度严谨，遵古而不泥训，继承之中又有所发挥。他在临证时，坚持详审四诊，辨证立法要求精确；施术时，取穴、进针、手法、行针、起针一丝不苟；几十年如一日，逐渐形成一套自我遵守的“意念法规”。现将这些“法规”比较系统地加以总结，定名为“临证约法五章”，分述如下。

一、四诊务必详尽，辨证立法要准

问、望、闻、切四诊，是中医收集临床第一手资料的独特方法。通过四诊合参，以探求病因，确定病位，审视证候，观察病情的变化，综合起加以判断即为辨证，然后据以制定治疗法则和拟定针灸处方。王乐亭老医生对于四诊是十分重视的，对每一个患者，他都要详细而又抓住要害地询问病史，认真望、切诊察。更为可贵的是，在治疗的过程中，对于经过 1 ～ 2 个疗程而疗效不佳的复诊患者，他就重新进行四诊，对病情的真实情况再做进一步的了解和认识，从而调整或改变原来的治疗方案，以期提高疗效。例如治疗痿证（包括小儿麻痹），开始他遵照“治痿独取阳明”的古训，当发现疗效并不满意时，他就详细地询问和观察这类患者的病情，最后决定改变原有方案，终于形成他自己的“治痿首取督脉”之说，大大地提高了疗效。另外，对于同一患者或同一病种的不同阶段，他都要重新全面进行四诊，作出阶段性的判断，以利于制定下一阶段的针治方案。例如，对于瘫痿证的治疗，开始可用督脉十三针方，经过 1 ～ 2 个疗程之后，改用五脏俞加膈俞方，再经过 5 ～ 6 次之后，又要配合或改用“老十针方”而收功。每一治疗方案和针刺处方的确定或更替，或配合使用，或交叉使用，都是通过又一次的全面四诊才决定的。对于疑难病或常见病，他都是同样重视四诊。王乐亭老医生严守古训，在临证中四诊详尽，辨证立法准确，始终如一，认真实行。正如《灵枢·九针十二原》中所说：“凡将用针，必先诊脉，视气之剧易，乃可以治也。”

二、取穴、进针一丝不苟

通过详审四诊，辨证治法已定，就要开始配方取穴。穴位，是人体经络、肌骨、脏腑交会衔接之空隙，古人称为“气穴”或“腧穴”。通过针刺、艾灸、按压或放血等刺激，即可以调整脏腑、经络、气血的功能，从而达到防治疾病的目的。正如《灵枢·根结》篇所说："调阴与阳，精气乃充，合形与气，使神内藏。"因此，对于腧穴、经络的位置和循行路线的定位是十分重要的。古人曾有"宁失其穴，勿失其经"之说，是有一定道理的。王乐亭老医生则主张"勿失其经，也勿失其穴"，意思是首先从大的方面确定经络的循行路线，特别是在人体阴阳界面衔接的部位一定要分别清楚。如果阴阳面不清，取穴阴阳难定，非但不能调节其阴阳，反而会使阴阳错乱，"差之毫厘，谬以千里"。因此，王乐亭老医生对于取穴要求非常严格，力求精确。我们曾请王乐亭老医生做取穴定位示范表演，按照他指切确定的穴位（图 19），用 57–16 型电阻测量仪（电压 80 毫伏），对曲池、内关、合谷、阳陵泉、足三里、三阴交 6 个腧穴反复进行垂直经线扫描测定，每当仪器探头到达王乐亭老医生指切确定的经穴上时，仪器均显示其电阻与非经穴部位差约 60 毫伏，这就证明他取穴之精确，也证明这 6 个穴位有明显的低电阻特性。王乐亭老医生是按以下步骤确定穴位的。

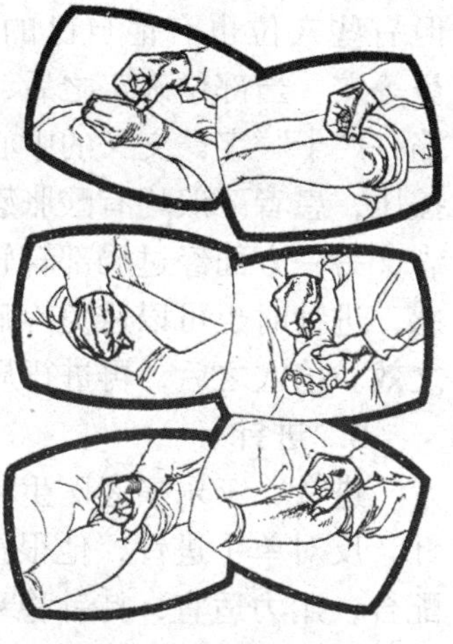

图 19　指切定穴

1. 循按

循按是取穴的第一步。按照腧穴的定位，沿经络循行的方向反复抚摩肌肤，揉按肌肉关节，特别是四肢的穴位更要认真实行，使之经络舒展，患者也有思想准备。同时也作为一种物理检查方法，察看局部肢体的大概情况。

2. 指切

指切俗称“掐穴”。循按之后，就要沿经定穴。王乐亭老医取穴的方法，也是按照骨度折量法测定的，并注意局部的自然标志，对于穴位的选定与一般书上的记载大致相同，但有些穴位也有他自己的独特取法，例如环跳、三肩、犊鼻等穴。当部位确定之后，即以左手拇指指甲于腧穴的正中掐一“十”字，交叉的中心正对腧穴的中心，然后用手轻轻按压，患者一般均有酸胀感。指切，一方面可作为进针的标志，另一方面经过局部轻轻掐按皮肤之后，使患者稍有麻木感，进针时也可以避免疼痛，还有宣散局部气血而免伤营卫之效。掐穴之后，再进行局部常规消毒。

3. 进针

进针，王乐亭老医生临证数十年，一直坚持双手配合进针，反对单手进针，他很重视左手的配合作用。他认为双手配合，用力适宜，持针稳妥，刺穴准确，不会左右摇摆或上下移位，患者一般都感觉不到疼痛。正如《标幽赋》所说：“左手重而多按，欲令气散；右手轻而徐入，不痛之因。”在针刺、手法、行针的全过程中，他都严格地按照操作规程，正如《素问·针解篇》所说：“手如握虎者，欲其壮也；神无营于众物者，静志观患者，无左右视也。”意思是说，持针施术时，手如握虎一样坚定有力，全神贯注，小心翼翼，从不左顾右盼。王乐亭老医生根据进针时的力度、方向和角度，归纳出“针刺八式”。

①轻刺：左手按穴，右手持针，轻轻用力，缓慢捻针入穴。此式适用于体质比较虚弱的患者。

②重刺：左手按穴，右手持针，重用手力，急速刺入。此式适用于体质强壮或寒证患者。

③立刺：又称直刺，针体与皮肤表面呈90°角垂直刺入。此式主要适用于胸、腹、背部穴位，如三脘、气海、关元、肾俞、肺俞等。如为直刺，则要求针体直立，站得住，不可有所倾斜或“倒伏”现象。

④卧刺：又称沿皮刺，针体与皮肤呈15°～25°角刺入后，使针躺倒，贴近皮肤刺入穴内，如曲池透臂臑，丝竹空透率谷，地仓透颊车、头维透曲膑等穴，均用此式。沿皮刺要求进皮浅，与透刺法尚有一定的区别；透刺则深入皮下或关节，针尖到达对侧的皮下。

⑤仰刺：将针尖向上刺入穴内，如刺素髎、人中、大迎、廉泉、臂臑、长强等。

⑥俯刺：将针尖向下刺入穴内，如天突、肩髃、巨骨、环跳等穴。

⑦横刺：将针尖横行刺入（沿水平方向），单刺一穴或贯穴，因此它包括透刺法在内，如腋缝透胛缝、巨髎透颧髎、阳关透曲泉等。

⑧斜刺：将针体与皮肤呈45°角斜行刺入。此法适用于骨缝间的穴位，如丘墟、商丘、列缺、犊鼻、膝关以及头面部穴位。

王乐亭老医生对患者体贴入微，施术时态度端庄，操作谨慎，针刺功夫确有“握虎擒龙之势”，但无论进针还是起针，都严守操作规程，始终如一。

三、进针深浅有度，刺之务必得气

（一）关于进针的深浅

《素问·刺要论》中说：“病有浮沉，刺有浅深，各至其理，无过其道；过之则内伤，不及则生外壅，壅则邪从之。浅深不得，反为大贼，内动五藏，后生大病。”这说明进针的深浅是十分关键的问题，最主要的是根据病情的需要，要深浅适度。一般均以既有针感（得气）又不损伤主要脏器为原则。所以，进针的深浅并无严格的尺度，一般按照天、人、地三部分阶段进行，而且每刺一部要稍事停留（极其短暂），再进下一部。王乐亭老医生认为每进一部都有“手下的感觉”，而这种感觉是很难用文字来形容的。至于每一穴位的针刺深度，则与以下多种因素有关。

（1）体形胖瘦：体胖者，皮厚肉丰，刺之宜深；体瘦者，皮薄肉少，刺之宜浅。正如《灵枢·逆顺肥瘦》所说：“年质壮大，血气充盈，肤革坚固，因加以邪，刺此者，深而留之；此肥人也。………瘦人者，皮薄色少，肉廉廉然，薄唇轻言，其血清气滑……刺此者，浅而疾之。”

（2）年龄大小：年龄大者宜深刺，年龄小者宜浅刺。《灵枢·逆顺肥瘦》说：“婴儿者，其肉脆血少气弱，刺此者，以毫针浅刺而疾发针，日再可也。”

（3）病位深浅：《素问·针解篇》中说：“深浅在志者，知病之内外也；近远如一者，深浅其候等也。”意思是说要根据疾病在内在外而考虑针刺之宜浅宜深，病位深者深刺，病位浅者浅刺，太过有害，不及则无益，无论深浅但候气的方法是一致的。

（4）腧穴位置：由于腧穴的位置不同，进针深浅相差悬殊。头、面、胸、背宜浅刺，腹部、四肢宜深刺。所谓“腹如井，背如饼”，也就是说腹部穴位可以深刺，背部穴位则禁止深刺。针刺的深度不同，其作用范围也有所不同。例如足三里穴，王乐亭老医生认为：“五分至于胫，一寸至于腹，寸半中脘行，二寸至于喉，如刺三寸整，巅顶血下行。”每当他刺足三里时，也都分别按照上述深度来执行。

（5）季节气候：季节气候的变化与人体的阴阳气血盛衰密切相关。如《素问·四气调神大论》中说：“夫四时阴阳者，万物之根本也……逆其根，则伐其本，坏其真矣。”使用针刺治疗疾病，同样应当顺应四时阴阳。春夏之际，气血充盛，故宜浅刺；秋冬阳弱阴盛，故应深刺。

总的来说，针刺的深度是由多方面的因素所决定，除上述诸方面以外，尚应考虑病程长短、虚实寒热以及病情转变的情况，甚至包括患者的精神状态在内，该深则深，该浅则浅。对于特殊的穴位，例如曲骨，王乐亭老医生多深刺达3寸，天突可深达2寸；而对背部俞穴或内关、三阴交则要求浅刺，以防深刺入脏或引起阴阳错乱，反而事与愿违。

（二）关于“得气”问题

如上所述，针刺的深浅并无绝对尺度，而应以有较好的针感为标准。所谓针感，又称为“得气”。历代医家对于“得气”与否均很重视，如《灵枢·九针十二原》说：“刺之要气至而有效。”《针灸大成》说：“用针之法，候气为先。”《标幽赋》也认为：“气速至而速效，气迟至而不治。”说明得气与否是针刺有无作用与有无效果的重要标志。所谓“得气”，是在进针达到一定的深度，在行针的过程中，术者感到指下沉紧、重满，如“鱼吞钩饵”；患者也感到针刺部位产生酸、麻、胀、重感或上下走窜，均说明气至针下。如果术者指下空虚、松滑，患者如无上述感觉，即未“得气”。王乐亭老医生认为，不得气等于“白扎”，所以必须采取一切方法使之得气。可以施行雀啄术，以“催气”（或称“引气”）；或沿针穴的上下部位用手轻轻循按，以助经络舒通，使经穴处“得气”。采用上述措施仍未得气时，可再重复一次上述手法，如果还未得气，就不要勉强施术，以免患者耗伤正气，否则经气反而不至。此时，应当针刺其他配穴，或刺本经穴的上下穴位以催气下行或上行，然后再对原穴重复施术以“候气”。王乐亭老医生认为，“针之务必得气”，并以此作为自己的临证约法。他既不赞成那种不负责的“扎上了事”的做法；也不赞成过于粗暴的“乱扎”一气。后者与新针疗法的强刺激截然不同。所谓“强刺激”，是在“得气”之后施以重力，目的在于强化和加重刺激量，以期迅速获得更好的疗效。王乐亭老医生将针穴的刺激量分为轻、中、重三个等级，即根据病情的需要和患者的情况，采用不同的力度，以求获得不同的效果。

由于患者体质不同，气血盛衰有差异，敏感程度也不同，所以每个人“得气”的迟速不一。再加上技术条件、气候环境的影响，差异也就更加显著。单纯从体质情况来看，王乐亭老医生的体会是：重阳之人针感敏捷；阳中有阴之人针感稍缓；阴阳均衡之人，针感适时而至；阴多阳少之人，针感迟缓，甚或针后才出现感应，有时针刺数次之后才出现感应。另外，术者和患者对于得气的感觉，也并非完全一样。王乐亭老医生的体会是：得气的感觉，与病性和患者的敏感性有关。对于寒证，术者针下多感发涩，患者自觉发酸；对于热证，术者针下多感紧张，患者自觉发胀；对于虚证，术者多感手下空虚，患者自觉麻木；对于实证，术者多针下顶触，患者自觉辣痛（或灼痛）。所以，在候气时绝对不可要求酸、麻、胀三者悉俱才算得气，而应当根据术者与患者的双方感应，综合加以判断。总之，不论采取何种诱导方式，“刺之务必得气”而方休，这是王乐亭老医生最重视的信条之一。

四、补、泻要分明，千万勿疏忽

进针得气之后，应当立即施行手法，切勿错过良机。如《素问·针解篇》说：“经气已至，慎守勿失者，勿变更也。”王乐亭老医生很强调每穴必行手法，不可遗漏。针灸手法较多，实施的方法也各有所长，但是王乐亭老医生只用虚实补泻手法，其他手法一概不用。他认为，人是一个统一的整体，应当保持相对的阴阳平衡，如果外邪入侵或六气内生，就会引起阴阳失衡而为病。所谓虚实者，《素问·通评虚实论》记载：“邪气盛则实，精气夺则虚。”疾病的发生，不外实证、虚证或虚实夹杂之证，本着“虚则补之，实则泻之”的原则，对于虚证则用补法，对于实证则用泻法；对于虚实夹杂之证则应补其虚而泻其实。当然不存在“不虚不实”的情况，不虚不实是阴阳平衡的正常状态，就不需要针刺治疗。所以，在手法上根本不存在平补平泻的问题。补就是补，泻就是泻，补泻应当分明。然而在补法之中又要根据患者的情况，施以轻、中、重度刺激量；泻法之中，同样要根据患者的情况，施以相应的轻、中、重刺激量。所谓“不虚不实，以经取之”（平补平泻）之说，王乐亭医生认为可以强化“得气”即可达到目的。

关于补泻手法的实施，前贤云：“随而济之谓之补，迎而夺之谓之泻”，又有一进三退为补，三退一进为泻，进插退提等说。王乐亭老医生根据周伯勤《中国针灸科学》中所述，以及自己几十年的经验，最后把补泻的手法归纳为“随济迎夺，进插退提”八个字，即按各经的循行方向而行补泻手法。

由于左右侧经络循行的方向不同，所以补泻的方法也有不同。例如补手阳明经之合谷穴，对于左侧合谷，术者的大指向后，食指向前捻转，针体向右转动（逆时针）；刺右侧合谷时，术者大指向前，食指向后，针体向左转动（顺时针）。若为泻法，则与上述手法相反。所以，对于上下肢，左右侧以及用补、用泻的手法各不相同，为了便于记忆列表说明如下：

手足十二经补泻手法分析表

<table>
<tr><td colspan="2">经络</td><td>手阳明大肠</td><td>手少阳三焦</td><td>手太阳小肠</td><td>足太阴脾</td><td>足厥阴肝</td><td>足少阴肾</td><td>手太阴肺</td><td>手少阴心</td><td>手厥阴心包</td><td>足阳明胃</td><td>足太阳膀胱</td><td>足少阳胆</td><td>任、督脉</td></tr>
<tr><td colspan="2">经络循行方向</td><td colspan="3">由手走头（自下而上）</td><td colspan="3">由足走腹（自下而上）</td><td colspan="3">由胸走手（自上而下）</td><td colspan="3">由头走足（自上而下）</td><td>环行</td></tr>
<tr><td rowspan="2">补法</td><td>左侧</td><td colspan="3">术者大指向后，食指向前捻转，针体向右转动（逆时针）</td><td colspan="3">（见左格）</td><td colspan="3">大指向前，食指向后捻转，针体向左转动（顺时针）</td><td colspan="3">（见左格）</td><td rowspan="2">大指向前，食指向后捻转，针体向左转动（顺时针）</td></tr>
<tr><td>右侧</td><td colspan="6">大指向前，食指向后捻转，针体向左转动（顺时针）</td><td colspan="6">大指向后，食指向前捻转，针体向右转动（逆时针）</td></tr>
</table>

续表

泻法	左侧	大指向前，食指向后捻转，针体向左转动（顺时针）	大指向后，食指向前捻转，针体向右转动（逆时针）	大指向后，食指向前，针体向右转动（逆时针）
	右侧	大指向后，食指向前捻转，针体向右转动（逆时针）	大指向前，食指向后捻转，针体向左转动（顺时针）	

归纳起来，手足十二经之中，手三阳与足三阴的补泻手法是一致的；手三阴与足三阳的补泻手法是一致的。任、督脉补泻捻转方向是一致的。由于人与天地相应，“地气上为云，天气下为雨”，天属阳，地属阴，阴气上升，阳气下降；从人体气机的循环来说，左升右降，阴经以升为补，以降为泻；阳经以降为补，以升为泻。总之，顺经捻针为补，逆经捻针为泻。王乐亭老医生严格按照十四经的起止和循行方向，以及阴升阳降的道理，进行补泻，再加上轻、中、重度刺激量的补充，形成一套简单易行，而且卓有疗效的虚实补泻手法。他很少或者不主张实行什么特殊手法，或者标新立异另搞一套，而是扎扎实实地根据辨证，补泻分明，轻重适度。就连起针的补泻问题他也从不放过。正如《素问·针解篇》中所说：“邪胜则虚之者，出针勿按；徐而疾则实者，徐出针而疾按之”；也就是对于邪盛的实证患者，起针之后不要按闭针孔，使邪气得以外泄（泻法）；假若正气虚弱则要缓缓起针，而后迅速按闭针孔，使正气充实，不致外泄（补法）。起针时先左右轻轻捻转松解针体周围组织，以免滞针或损伤其他组织，然后按照上述方法，施以相应的补泻手法，以求善始善终，使治疗作用达到第二个高峰，并能持续一个阶段。要反对那种像“拔小葱”一样的起针方法，并且应引以为戒。

五、针、灸各尽所能，以求相辅相成

灸法是针灸治疗的主要手段之一，与针刺配合，各自发挥其所长。灸，对于有些疾病不但能够提高疗效，缩短疗程，而且它也是养生保健的重要措施之一。正如《医学入门》中所说："药之不及，针之不到，必须灸之。"说明灸法能够弥补针法之不足。《扁鹊心书》记载说："人于无病时长灸……虽未得长生，亦可保百余年寿矣。"因为灸法具有温焫助阳、疏通经络、行气活血、祛湿逐寒、消肿散结、回阳救逆的作用。实践证明，常灸足三里穴能调理脾胃功能，增强体质；常灸肺俞，不易得外感。

针与灸在治疗上应当"各尽所能，何者宜灸，则灸之，宜针则针之，方不失针灸真义"。如果滥用灸法反能引起变证，尚且有的腧穴禁灸，有的腧穴禁针，如哑门禁灸，灸则口哑；神阙禁针，针则伤人。有的医生"为人治病，辄以针插入穴内，即以艾绒装在针尾燃之，在医者，以为行此针能事已尽；在病者徒尝痛苦，而未收功效"(《中国针灸科学》)。王乐亭老医生对此深有同感，而且还体会到：对于久病阳气虚弱，阴寒痼冷，精血亏损以及风寒湿著者，非灸则难以奏效。如对于半身不遂的患者，当他辨证属于肾虚受风时，除针刺祛风外，灸气海以温阳补肾，并在一开始就采用针法和灸法，相互配合，收效甚速。

王老医生对于艾灸，也以传统的艾炷灸为准，他常用隔姜隔蒜，或直接灸。他认为艾条灸焫的面积大，失去定穴的特异性；而艾炷面积小，又与腧穴直接接触，温阳之性通过经穴深传入里，直达病所，作用直接。对于灸法的补泻问题，一般在临床上多根据《灵枢·背腧》中"以火补者，勿吹其火，须自灭也。以火泻者，疾吹其火，传其艾，须其火灭也”的理论，施以补泻。前者自灭，热力虽弱，但持久扎实；后者吹火，热力虽猛，但短暂。若施以补法，则点燃艾炷不用口吹，待其自灭，再用手按其穴，使之气聚温煦持恒；若施以泻法，点燃艾炷后用口急吹，待其燃尽而不按其穴，令邪气外散。泻法主要是针对寒实证，或沉寒痼冷等证。王乐亭老医生用灸法，主要用于温补，即用补法，不用泻法，他认为温阳即可散寒，勿需用泻而自泻矣。另外，施行灸法，应当循序渐进，“先阳后阴……先上后下”，先少而后多（指壮数），一直加到与患者的年龄相同。所谓先阳后阴，取其从阳引阴之意，阳气充盛则阳生阴长。反之，则势必引起火邪上炎而出现咽干、目赤等不良反应。王乐亭老医生用灸法，所选用的穴位也比较集中，如中脘、气海、关元、足三里、神阙以及肺俞、风门、肾俞、命门等，头部多灸百会。若为寒证，开始便可加灸，若为一般虚证，则先针一阶段而后加灸；充分发挥针与灸两者之长，相辅相成，并能熟练掌握，运用自如，则能起沉疴而疗痼疾。

“老十针”赞

肠胃病是常见病、多发病之一。例如胃痛、腹痛、食滞、腹泻、便秘等证，使用针灸疗法，如果处治得当，往往效如桴鼓。王乐亭老医生从多年医治肠胃病的实践中，总结出有效的针灸处方“老十针”和“治其本，以胃为先”的学术观点。治疗其他病种，也可以选用“老十针”。

“老十针”的“老”字，有下列几层意思：一是以“老”比拟成熟，肯定的意思；二是凡属“养胃实脾”的食品都是成熟（老了）的果实，因而采用“老”字也有“取类比象”之意；三是从其治疗肠胃病所选用的穴位来看，也都是传统的“老”穴位。根据上述，“老十针”的命名既通俗而又深刻。

一、“老十针”的形成与组成

王乐亭老医生治疗常见的胃肠病，开始也多选用中脘、气海、内关、足三里等穴位，结合其他兼症加减配穴。现随机抽样分析1957年门诊的1068个病例，包括胃肠病126例，病种如表1所示。

从表1可以看出，胃肠病所包括的病证是比较多的。下面再分析王老医生治疗126例胃肠病所选用的穴位，如表2所示。

表1　126例胃肠病的病种分析

病种	慢性肠胃炎	胃神经官能症	急性胃肠炎	慢性胃病	十二指肠溃疡	胃痉挛	消化不良	胃溃疡	胃下垂	慢性肠炎
例	69	16	3	22	2	1	3	5	2	3
%	54.8	12.8	2.3	17.5	1.6	0.8	2.3	4.0	1.6	2.3

表 2　126 例胃肠病使用腧穴例次分析表

腧穴	足三里	中脘	气海	天枢	内关	肝俞	胆俞	脾俞	胃俞	气街	曲池	公孙	下脘
例	91	77	71	65	48	23	23	23	23	16	9	7	7
%	72	61	56.3	51.6	38.1	18.2	18.2	18.2	18.2	12.7	7.1	5.6	5.6

表 2 的分析充分说明，他治疗胃肠病经常选用的穴位是中脘、气海、天枢、足三里等，足以说明他总结的“老十针”具有可靠的临床基础。因此，上述四穴也可以说是“老十针”的雏形。通过反复实践，王老医生在 1966 年前后才把“老十针”定型下来，其穴位组成是：

上脘　中脘　下脘　气海　天枢（双）内关（双）足三里（双）

二、“老十针”的功能

王乐亭老医生治疗胃肠病，把李东垣《脾胃论》的学术观点应用于针灸临床实践。他根据《脾胃论》中的调中益气汤与补中益气汤的方义，设计了“老十针”，且以调中益气汤为主。调中益气汤方中有黄芪、人参、甘草、苍术、柴胡、橘皮、升麻、木香。本方有益气升阳、健脾调中的功能，对于调理胃肠十分相宜。王乐亭老医生根据其方义而施之于针穴。“老十针”的功能是调中健脾，理气和血，升清降浊，调理胃肠。

“老十针”选用的十个穴位，以中脘、足三里为主穴，其他则为配穴。

中脘：正当胃腑中间，为手太阳、少阳、足阳明、任脉之会，又为六腑之会，胃之募穴。所谓“会”，是指精气聚会之处。所谓“募”，是脏腑经气汇聚于胸腹的腧穴。而中脘是上述四经精气交会之处，因而可以通达四经。中脘又为足阳明胃经气聚汇之处，其功能是助胃消化水谷，温通腑气，升清降浊，调理中州之气机。

足三里：为足阳明胃经之合穴。所谓“合”，是经气最后如百川汇合入海之义。足阳明胃经为多气多血之经，足三里又为其合穴，因此其功用较为广泛，特别是对于六腑为病使用的机会更多，因此补足三里穴则有健脾和胃、益气升清之功；泻足三里则有降逆化浊、通调肠腑之效。由于脾（胃）为后天之本，故王乐亭老医生曾有“百病莫忘足三里”之说。

中脘与足三里相配伍，即可概括其调中益气、升清降浊、调理肠胃及气血的功能。其他各穴则为配穴，相互配合，以辅助和加强主穴的功效。

上脘、下脘与中脘统称三脘。上脘穴位于胃上口，属胃络脾，为足阳明、手太阳、任脉之会，能开胃腑受纳之门，饮食水谷得以入胃。下脘穴当胃下口，为足太阳、任脉之会，能温通胃肠、益气降逆。三脘配合，具有调理胃腑受纳、腐熟和吸收水谷之功，因此，王乐亭老医生比较重视调治脾胃。

气海：又名丹田或丹灶。顾名思义为气之海。生发元气，蒸动气化，以助运化之机，且能通调任脉，温固下元。它与中脘相配，能助其益气升阳之功。

天枢：为足阳明胃经俞穴，为大肠之募，腹气之街。所谓“街”者，含有气血流通频繁而宽阔之意。其功能是分理水谷之糟粕，消导积滞，调益脾气；与中脘相配，能助其调肠胃、利运化之功；与气海相配，能协同振奋下焦之阳气，以助胃肠腐熟水谷。

内关：为心包络之穴，别走三焦，调理三焦气机，宁神和胃，宽胸理气。配以中脘、足三里，有助其升清降浊、调理气机之功。

三、“老十针”的应用与变化

（一）“老十针”的应用

1. 首选“老十针”

“老十针”的适用范围很广，主要用于胃肠病，治疗其他病证也可以选用。概括地说，对于一切胃肠病证不论其虚实寒热，根据“虚则补之，实则泻之”的原则，使用手法补泻，都可以首选“老十针”。例如胃脘痛、腹痛、呕吐、腹泻、食滞、便秘以及胃下垂等。从临床实践来看，基本上包括西医所谓的胃炎、胃痉挛、溃疡病、肠炎、痢疾、虫疾、消化不良等症。

用于胃脘痛，治胃痛的寒实证、实热证均用泻法；治虚寒证针后加灸；且以中脘为主，针刺深度为一寸半至二寸。王乐亭老医生对于中脘穴的针刺深度较一般为深。足三里穴的针刺深度为二寸。对于气、血、痰、瘀、食、湿、虫所引起的实证胃痛，也都用泻法。对于腹痛、腹泻，则以天枢为主穴，天枢针刺深度为一寸半至二寸；对于少腹痛、妇科病，以气海的主穴，针刺深度为一寸半至二寸。对于腑实、便结，也以天枢为主穴，用泻法；对于胃下垂，除选用“老十针”方外，突出的特点是用天枢透中脘，可以升提胃腑，也可以天枢透下脘以托胃腑（详见“专病论治”中“胃下垂”），上脘、下脘一般针刺深度为一寸半。

2. 配合选用“老十针”

由于脾（胃）为后天之本，胃为水谷之海、生化之源，所以调理胃肠关系人体气血之充和与否。因此，对于气分病、血分病以及由于气虚血滞所引起的病证，通过调理脾胃，使之后天化生有源，气血疏通。再者，“老十针”方以中脘、足三里为主，中脘主调中州，足三里百病皆治，所以此方也可用于其他病证。例如中风后遗症的半身不遂，在治疗的过程中，往往加用“老十针”以作辅助之用。特别是对于半身不遂兼见脾胃呆滞、二便失调等证候者，多于原治法一个疗程（12 次）之后，加用“老十针”6 次。如果一般情况恢复较好，也可以用“老十针”来收功，直到完全恢复。对于半身不遂、肢体消瘦、痿软无力的患者，本着“治痿独取阳明”之理，也可选用加“老十针”，以提高疗效。

属于素体气血两虚、食纳不佳、脾胃不和，甚或夜寐不安易醒、惊悸者，包括西医所说的神经衰弱、慢性病的恢复阶段，在治疗期间加用“老十针”，能改善体质状况，协同镇静安神。

外伤性截瘫者，配合选用的方法同半身不遂。

月经不调，多属气血为病。“老十针”中的上脘、中脘、下脘与气海均为任脉腧穴，而中脘又为胃之募，故有“任脉隶属于阳明”之说。所以，对于气血不足、月经量少、血虚经闭以及更年期综合征见有脾胃运化虚弱等证者，在原治疗期间均可选加“老十针”。通过治“阳明”以调冲任，实属巧妙之用。

癫痫者也可在原治疗期间加用“老十针”，且以中脘、内关为主穴，特别是对于饭后容易发病、发作时呕吐严重者，常配合选用。对于内关的针刺深度他要求比较浅，一般均为五分左右，不可深刺，深刺则超出其经穴范围，反而起到外关穴的作用，此点不可忽略。

（二）“老十针”的加减变化

王乐亭老医生临床应用“老十针”，有时也根据病情而随证加减。

1. 去上脘、下脘加章门（双）

“老十针”又称“老实针”。“十”与“实”音相似而含义有别，“老实针”的“实”字有“实脾”之意。章门是足厥阴肝经腧穴，脾之募，脏之会，脾阴藏于此，又为足厥阴肝经、足少阳胆经之会，功能为疏肝理气。肝气条达，脾胃因和，肝脾（胃）协调，生化源源不息。

一般认为气以“通”为补，血以“活”为补，所以他加章门之意在于调肝脾、疏气血以实脾益气。“老实针”的方意是根据《脾胃论》补中益气汤之方意而衍出。因此，“老实针”不但适用于肝胃不和所引起的病证，例如肝郁气滞、肝气横逆犯胃以致胃脘胀满、两胁疼痛、恶心呕吐或胃痛吞酸等证。方以中脘、章门、足三里为主穴，共奏疏肝理气、升清降浊、补中益气之效。更主要的是适用于素体虚弱、中阳不足、劳倦过度、将息失宜等虚弱证候。以中脘、章门、足三里为主穴，中脘加灸以温中散寒，章门疏肝益脾，全方共奏补中益气、温中散寒以期扶正固本之效。

2. “老十针”加关元、三阴交

补中益气、温中散寒、调理胃肠，适用于脾胃虚寒，或寒邪直中，或过食生冷以致寒盛腹痛。以中脘、足三里为主穴，补中脘壮胃气而散寒邪；泻足三里以引胃气下行，降浊导滞，佐上脘、下脘，安胃健脾，取天枢消导腹中浊气，补气海振奋下焦阳气，灸关元以温散寒邪，补三阴交实乃补肝脾肾三经，此在经循行皆通过腹部，疏通肝脾肾三经，通则不痛。

3. “老十针”加内庭

补中益气，消食导滞，适用于饮食停滞、胃肠传导失司、清浊不分、气机阻滞，以致脘腹作痛、恶心、嗳腐或痛必泄泻、泻后痛减等证。内庭为足阳明胃经荥穴，功能为通降胃气、和肠化滞，配合“老十针”有加强消食导滞之功。

4. “老十针”去上脘、下脘、内关，加关元、曲骨、三阴交

此法适用于血滞经闭或实证痛经。方中曲骨为任脉腧穴，功能补肾壮阳、止带利尿；三阴交功能调理脾胃，分利湿热，配合关元、气海调理任脉，理气和血。全方共奏健脾补肾、活血行气止痛之功。

四、结语

综上所述，王乐亭老医生总结出的“老十针”，充分反映了他治疗肠胃病的独特经验，归纳叙述如下。

（一）治其本，以胃为先

中医强调“治病必求其本”。所谓“本”，也是一个相对的概念。又有“急则治其标，缓则治其本”之说。标与本两者是相互补充相互为用。然而在不同的情况下，标、本也会互相变化。因此，在具体情况下，“本”也有其特定的含义。一般认为，脾（胃）为后天之本，肾为先天之本。先天济后天，后天养先天，两者相互为用。因此，在临床上就出现了“补脾不如补肾”和“补肾不如补脾”两种不同观点。实际上两者并不矛盾，只是在临证中从不同的侧面和在不同的情况下有所侧重而已。王乐亭老医生在针灸临床上提出“治其本，以胃为先”的观点。脾（胃）是人体受纳、腐熟水谷、吸收精微物质和维持生命的本源，故为水谷之海。胃气胜则胃纳强，水谷充盈则生化有源，所以人以胃气为本，“有胃气则生，无胃气则死”。因此“治胃为先”之说，是很有道理的。在临床上，王老医生经常提醒人们说：“人有病，不治其胃，他指（望）什么活着！”话虽朴实而医理非浅。

（二）治未病，预防为主

脾为后天之本，脾与胃表里相配。脾为脏，藏而不泻；胃为腑，泻而不藏。所以，在“治胃为先”的前提下，王乐亭老医生并未完全忽视脾的作用，经常将“老十针”用于体虚或病后的预防治疗，以及慢性病的善后调理，这些都包含着调理脾胃和养胃实脾的含义。因此王老医生提出“老十针”有病可治、无病可防之说。另外，从“老十针”到“老实针”的演变过程，也体现出王老医生的预防为主的学术观点。由于脾主思，而思虑又易伤脾；肝主疏泄喜条达，肝气不舒，郁结横逆，易于犯胃；又因“肝为五脏六腑之贼”，所以，“老十针”去上脘、下脘加章门，突出于疏理肝气、调达肝脾（胃）的特点，实际上体现了“见肝之病，知肝传脾，当先实脾”（《金匮要略》）以治未病的学术思想。正是由于王乐亭老医生对于脾（胃）的重视，而“脾旺不受邪”，所以，实脾胃者，百病可防之故也。

（三）调气血、异病同治

“老十针”首选用于肠胃病，由于可以运用补泻手法，所以对于虚实寒热均可选用。也可以配合使用于中风后遗症半身不遂、虚损、不寐、心悸、外伤性截瘫、月经不调、癫痫等证。另外通过加减，又可使用于肝郁气滞、肝胃不和，寒性腹痛、食滞腹痛以及血滞经闭、实证痛经等，病种包括内、外、妇三科，涉及神经系统、消化系统以及内分泌系统等，其共同的道理在于“老十针”能够调理肠胃，也就是调理中州的运化功能和调理气血之故。人以气血为本，气血不和则为病，气血调和则诸病可愈。例如半身不遂、外伤性截瘫、癫痫、神经衰弱，同为神经系统疾病，既有中枢、周围神经之分，又有功能性与器质性病变之别。通过调理气血，均可以达到通经活络、镇静安神的治疗作用。再如闭经、痛经与更年期综合征，同属内分泌功能失调，但有气虚血瘀、气滞血瘀、气血两虚、气血失调证型之别。通过调理气血，也可以达到益气活血、行气活血的治疗作用。西医诊断虽然不同，然而异病同治；寒热虚实证型虽然有别，通过手法补泻，又可以异证同治。“老十针”应用广泛，稳妥全面，疗效可靠，易于推广。

老十针赞：

气海天枢与三脘，
足三里穴与内关，
调理胃肠老十针，
气血充和保平安。

十全大补汤方与针方

十全大补汤方，是《医学发明》中的方剂，系由八珍汤加黄芪、肉桂而组成，其功能为补益气血；主治虚劳喘嗽、遗精失血、妇女崩漏、经候不调等证。王乐亭老医生一贯重视中医基础理论在针灸临床上的运用，他仿效古代有名的中药方剂，选用适当的穴位以组成疗效相似的针灸处方。十全大补方就是其中的一个。十全大补方中除党参、茯苓、白术、甘草益气和川芎、当归、熟地、白芍补血外，尚加用甘温之生芪和温肾助阳的肉桂，使之脾肾双补，阴阳两顾，因而补益作用较强。

王氏针灸处方十全大补方的组成是：

合谷　曲池　内关　足三里　阳陵泉　中脘　太冲　三阴交　章门　关元

显而易见，它是在手足十二针方（详见“五输穴选粹”）的基础上加减而成；也就是用手足十二针方，加脾之募章门，胃之募中脘，小肠之募关元，以及肝之原穴太冲。其功能是补气血，健脾胃，养心气，滋肝肾，通经活络。手足十二针方偏于疏调，十全大补方偏于调补。有关手足十二针方的穴性已如该节所述。方中章门，功能为补五脏，安精神，开心益智，消胀化食，有人参之功效；足三里，祛风寒湿痹，能升能降，止汗除热，健脾消食，有白术之效；内关，降胸胁之逆气，行气血，止心下结痛，除烦满，健脾利湿，有茯苓之作用；中脘，主五脏六腑，坚筋骨，长肌肉，增气血，调阴阳，有甘草功效；三阴交，主妇人经血不调，生血养血，止咳逆上气，为足三阴所主，功同当归；曲池，主中风寒痹筋挛，妇女血闭，专搜血中之风，治同川芎；太冲，主邪气伤阴，止腹痛，行血痹，除坚积，入厥阴、少阴，治阴虚小便不利，疗效同芍药；关元，主伤胞宫逐瘀血，生新血，填骨髓，长肌肉，有同地黄之主治；合谷，主卫气不足，疏通经络，入太阴止汗、发汗，有同黄芪之效；阳陵泉，主上气咳逆，补中益气，祛风寒湿痹，舒筋利节，有同肉桂效力。用针刺穴位仿中药性能而组方，实属绝妙。所以，从十全大补汤方到十全大补针方，充分说明王乐亭老医生对于中医基本理论的运用和重视，并阐明了他在拟定针灸处方时的一种独特创举。

临床应用：十全大补方主要用于虚损诸证，概括起来可有以下几种证候。

1. 气血不足，心脾两虚：多因劳伤过度，思虑伤脾；或久病失养耗伤元气，损及心脾；或因失血过多，气血难生。主要表现为少气懒言，语言低微，食少便溏，头晕目眩，自汗心悸，手足麻木，舌质淡，脉沉细弱等证。

2. 脾肾两亏，先天后天失养：多因先天不足，后天失养，或久病消耗，房劳过度，中气下陷，肾气不固所致。主要表现为食少纳差，消瘦萎弱，精神疲惫，腰脊酸痛，头晕、耳鸣、便溏、尿频、舌淡、脉虚弱等证。

3. 肝肾两虚：多因年老体弱，肾精耗竭，或久病消耗，或高热病后以致肝肾阴亏。主要表现为头晕目眩，五心烦热，心烦易怒，腰酸足软，小便频数，脉细数，舌质红，少苔等证。

从上述证候来看，主要包括临床所见的神经衰弱、慢性消耗性疾病的后期、久病体弱、老年病等。因此，对于虚损诸证的治疗，或老年病的预防保健都有一定的价值。另外，在针灸补益保健方面，他认为使用灸法也有相当的效果，即所谓保健灸法。这也是他用以自我保健的方法之一。并编下一首歌诀：

保卫老年健康歌

年过七十保健康，穴取关元功最强；
夏秋交时灸五百，不但无病寿能长。

具体方法：用艾炷灸关元穴，按年龄的灸法，三十岁可三年灸关元，三百壮；五十岁可二年灸关元，三百壮；六十岁可一年灸关元，三百壮；七十岁每年灸关元，五百壮。

五输穴选粹

五输穴，是特定要穴之一，是一些根据其性能而给予特别称号的穴位。五输穴是四肢肘膝关节以下的要穴，又称本输穴，包括井、荥、输、经、合 5 类穴位。这些穴位，都分布在四肢十二经脉的本部，对头面躯干的标部及其所属的内脏和器官产生重要的影响，而且也是经络之间联系的一种枢纽。古人曾形象地用水流的大小来形容这五类穴位的作用特点，并以比喻的方法，根据经气流注由小到大、由浅入深，分别用井、荥、输、经、合 5 个字为它们命名，形象地说明经气运行过程以及每个穴所具有的特殊作用。经气所出，如水的源头，故称为“井”，以比喻刚从地下涌出来的泉水。经气流过之处，如刚出来的泉水微流（溜行），故称为“荥”。经气所灌注之处，如水流由浅注于深处，故称为“输”。经气所行经的部位，像水在通畅的河中流（行）过，故称为“经”。经气最后如百川汇合入海，故称“合”。十二经各有自己的五输穴，共计六十个，再加上阳经之原穴（阴经无原以俞代之，或称“通用”），共计六十六个。如下表。

五输穴表

五输穴	井（所出）	荥（所溜）	输（所注）	经（所行）	合（所入）	原（通用）
手太阴（肺）	少商	鱼际	太渊	经渠	尺泽	合谷
手阳明（大肠）	商阳	二间	三间	阳溪	曲池	
手少阴（心）	少冲	少府	神门	灵道	少海	腕骨
手太阳（小肠）	少泽	前谷	后溪	阳谷	小海	
手厥阴（心包）	中冲	劳宫	大陵	间使	曲泽	阳池
手少阳（三焦）	关冲	液门	中渚	支沟	天井	
足太阴（脾）	隐白	大都	太白	商丘	阴陵泉	冲阳
足阳明（胃）	厉兑	内庭	陷谷	解溪	足三里	
足少阴（肾）	涌泉	然谷	太溪	复溜	阴谷	京骨
足太阳（膀胱）	至阴	通谷	束骨	昆仑	委中	
足厥阴（肝）	大敦	行间	太冲	中封	曲泉	丘墟
足少阳（胆）	窍阴	侠溪	临泣	阳辅	阳陵泉	

王乐亭医生根据手不过肘、足不过膝的原则，从六十六个输穴中选择上肢最常用而且具有特殊作用的合谷、曲池，与下肢的足三里、阳陵泉等输穴中之精粹。合谷为手阳明大肠的原穴。原穴与人体的原气有关，正如《难经·六十六难》所说：“所止辄为原”，是脏腑经络中原气驻留的部位。原气起于脐下肾间（当石门、关元穴部），通过三焦，散布于五脏六腑、十二经脉，其气集中的部位就是原穴。原气是推动人体生命活动的基本动力。对运行于经络中的原气，可以理解为推动经络进行各种生理活动的动力。曲池为手阳明

大肠的合穴，所经之处，气血流注于此比较旺盛；由于肺与大肠相表里，故能间接调理肺气，搜风逐邪，宣气行血；其性走而不守，凡一切络客邪，气血阻滞，皆能调之。阳陵泉为胆经的合穴，筋之会也；由于肝与胆相表里，肝又主筋，故有搜风利胆，舒筋利节之功。足三里为足阳明胃经的合穴，为土中之真土；脾与胃相表里，主水谷之运化与受纳。如此看来，这四个输穴都属于阳经范围，而且均多为合穴。

王乐亭老医生又根据“阴阳互根”和“孤阴不生、孤阳不长”的理论，在上肢又增选了手厥阴心包经的内关，以阴配阳；在下肢又增选了足太阴脾经的三阴交，以阴配阳。内在为心包经的络穴，其经脉走胸腹，具有调气开郁之功，即所谓“心胸若有病，速与内关谋”；内关又为八脉交会之穴，通于阴维。况且心包为心之外围，可以代心受邪并代心行令。心主神明，主血脉，故有通脉活血，宁心安神，清心开郁之功。心包经别走三焦，因此内关可以通三焦，故有通调三焦气化，行气利水之功。内关与曲池、合谷相配合，能调节手阳明与足厥阴的气血阴阳。三阴交为肝、脾、肾三经之会穴，补脾之中兼顾肝肾之阴；肝藏血，脾统血，肾藏精，精血可互化，故有培补精血，益阴固阳之功，即能调理肝、脾、肾三脏；若与阳陵泉、足三里相配，则又能调节足阳明胃经和足少阳胆经的阴阳。因其穴位均在手足的肘、膝以下，故定名为“手足十二针”方，其组成为：

双侧的合谷、内关、曲池、三阴交、足三里、阳陵泉。

“手足十二针”方总的功能为：调和阴阳，通经活络，调气和血，清热开窍。由于补泻手法之不同，产生的相应效应也有异。从其选穴组方的意义来看，主要是着眼于整体机能的调节，也就是从大的经脉和远程广泛的作用出发，来调节人体的气血阴阳。在某种意义上讲，它与“五脏俞加膈俞方”相似。但是，本方也有它自己的特点，其一是：利用五输穴的特殊意义，并且在操作上简便易行，患者易于接受，因为穴位均在四肢，完全能够避免损伤内脏之弊；其二是：穴位少而精，运用起来比较灵活，可以组合于其他治疗方法之中，也可以单独使用。

根据针灸临床的体会，本方均为常用穴，开始也多用于瘫痿诸证，并且以治阳经为主，而后逐渐加以定型。现将王老医生 1956 ～ 1957 年的门诊病例进行分析；其中属于瘫痿范围的半身不遂（66 例）、小儿麻痹后遗症（50 例）共计 116 例，使用类似“手足十二针”方的情况如下表所示。

116 例瘫痿患者选穴情况分析表

穴 位	阳陵泉	曲 池	合 谷	足三里	三阴交	内 关
例	62	61	61	57	6	2
%	53.4	52.5	52.5	49.1	5.1	1.7

从上表可以看出，他当时治疗瘫痿证多选用阳陵泉、曲池、合谷、足三里，而对于三阴交、内关使用的尚少，以后认识到阴阳相配的重要性，而且在实践中也就逐渐形成了“手足十二针”方，充分发挥五输穴的特殊作用。“手足十二针”方的主要适应证如下。

一、半身不遂

对于卒中期过后的半身不遂患者，首先选用本方。但是，应当分清虚实。若为风痰闭阻，见有体胖、面赤、肢体偏废、苔黄或腻、脉弦滑属于实证者，则用“手足十二针”

泻法，手法宜重，且以曲池、足三里为主穴，重刺深刺直达筋骨。方中上有曲池，下有阳陵泉。明·高武《百证赋》中曾说："半身不遂，阳陵泉远达于曲池"，取其上下呼应，通调经脉于远途长涉之中，故为治瘫之要穴。若为久病虚证，则见面黄体瘦，脚体废用，舌苔薄白，舌质淡，脉弦细，宜用"手足十二针"补法，手法不宜过重，以平和舒适感觉为度，旨在益气养血，濡润经脉。临证施术时，先针健侧，后针患侧，补其正气，祛其邪气，也就是"引气血以援废痿"之意。对于半身不遂，首先"手足十二针"之后，可针刺5～6次（半个疗程），而后根据患者的情况，再交替使用其他组方，如果疗效尚好，则可持续使用，直到痊愈。

二、高血压病

也应根据虚实辨证，采取相应的补泻手法。对于阴虚阳亢证型的患者，应补其阴经穴，泻其阳经穴，以期达到阴阳平衡。头晕者加百会（百会为诸阳之会，泄百会以清泻肝胆实火）；语言不利者加廉泉（廉泉为阴维、任脉之会，通舌下系舌本，功能为祛风清音）；若为痰火、肝火升腾而致者，则"手足十二针"用泻法；痰盛者加天突、中脘（天突为阴维、任脉之会，理肺气而降痰浊，中脘为胃之募腑之会，调理中州，降浊除痰）；暴怒头痛者，加太冲以泄肝胆之火。

三、瘫痪

古有"治痿独取阳明"之说，虽然不尽美，但阳明经为多气多血之经，而曲池、合谷、足三里均为阳明经穴，针刺阳明则能调理气血；气血充沛则肌肉筋骨得养，四肢得以濡润。更由于筋会阳陵，筋壮则骨健、关节滑利，所以“手足十二针”相互使命，通经活络，气血充和则筋肉强健。在治疗小儿麻痹后遗症时，应用轻手法，针刺不宜过深，且多用补法。对于产后下痿虚证，也采用补法，并灸关元，以助肾阳；对于外伤性截瘫则用重手法。

四、痹证

若为热痹急性期阶段，则用泻法，取其清热活血通络之效；对于寒痹，因其同为实证，也用泻法，疏风散寒，通经活络。若为日久虚证，肝肾气血不足而经络瘀阻不行者，则用补法。除调节整体机能外，有些穴位尚有局部的治疗作用。例如曲池穴，宋·马丹阳《十二穴主治杂病歌》中说：“曲池拱手取，屈肘骨边求，善治肘中痛、偏风手不收。挽弓开不得，筋缓莫梳头……”；又说阳陵泉穴“阳陵居膝下，外廉一寸中，膝肿并麻木，冷痹与偏风。举足不能起，座床似衰翁。针入六分止，神功妙不同”。都是对这些穴位功能极其生动地描述。在临床应用时，若为单侧上肢、下肢关节痛，则先取健侧而后取患侧；若为单侧下肢，则上肢、下肢穴位均可取；若为膝关节，可加犊鼻、鹤顶；若为踝关节，可加解溪；若为肩关节，可加肩髃；若为腕关节，可加阳池；若为类风湿关节炎，手足指趾拘挛者，可加手足八风、八邪。

除上述四类主要病证外，王乐亭老医生往往对一些久病虚证患者，气血不足见有肌肉消瘦、纳呆食减等虚弱证候，甚至对一些慢性咳喘的患者，由于体质虚弱，也往往加用“手足十二针”，以调理整体状况。因此，本方不但能够祛痛，而且也有保健作用。且由于肢体易于外露，所以简而易行，效果也比较稳定。“手足十二针”歌诀：

合谷内关曲池行，
三阴三里与阳陵，
调和阴阳理气血，
清热开窍又通经。

背俞穴的独特应用

足太阳膀胱经，从眼内角睛明穴起始，上行至额，再上与督脉在巅顶相交，从头顶深行入脑，还出下行，并沿肩胛内侧，挟行于脊柱两旁，是背部经脉的主要干线之一，共有十八对俞穴。其所主病候为：眩晕，癫狂，小便不利或尿闭，遗尿，寒热，头痛，项强，目痛多泪，腰脊痛或下肢后侧沿经脉所过处的疼痛等症。王乐亭老医生对于俞穴的应用远远超出以上所主病候，并深入其所联属的各脏，特别是对于五脏俞的穴位更加重视。

现随机抽样对王乐亭老医生 1956 ～ 1957 年的门诊病案 264 例进行分析，其中选用过五脏俞或膈俞穴者 34 例，占总数的 12.9%，而且应用的范围也很广泛，详如表 1 所示。

对于五脏俞穴一般临床上多单独选用，或选用 2 ～ 3 个俞穴，再配合其他俞穴；很少五脏俞同时并用，再加膈俞穴组成一个针灸处方者更为罕见。当然，本方也有一个形成过程，它也是从单方、复方、多方发展而来，现将上述 34 例使用穴位的情况加以分析，就可以了解（表 2）。

表1　34例选用俞穴的病种分析表

病种	慢性腰痛	慢性肠胃病	风湿性关节炎	神经衰弱	神经痛	遗精	支气管炎	小儿麻痹	溃疡病	半身不遂	多发性神经炎	外伤性截瘫	其他
例	6	5	3	3	3	2	2	2	1	1	1	1	4
%	17.1	14.8	8.8	8.8	8.8	5.9	5.9	5.9	2.9	2.9	2.9	2.9	11.8

表2　34例选用俞穴及其配合情况分析表

俞穴的选用	选用俞穴						配合情况（数）				
	肾俞	肝俞	脾俞	心俞	肺俞	膈俞	一俞	二俞	三俞	四俞	五俞
例	27	9	6	6	3	3	22	8	2	1	1
%	79.4	26.4	17.6	17.6	8.8	8.8	64.7	23.6	5.9	2.9	2.9

在摸索本方的过程中，王乐亭老医生开始主要是针对久病体弱、久治不愈者，所选用的俞穴主要是肝俞、脾俞、肾俞或三者联用，以后又加用心俞、肺俞，最后加用膈俞，在1958年前后基本定型，故称之为“五脏俞加膈俞”。本方可以说是他对于背部俞穴的独特应用和发挥。目前，此方已广泛用于临床，用途广疗效好，可谓之常用的针灸处方。本方的组成是：肺俞、心俞、脾俞、肾俞与膈俞。

一、五脏俞加膈俞的功能

所谓俞穴，系指脏腑经气输注于背部的腧穴。也就是说，脏腑的经气都输注于此，诸凡脏腑气血之盛衰，在其相应的俞穴部位均可显示出来。

足太阳膀胱经在表属阳，五脏在里属阴。《素问·阴阳应象大论》说："善用针者，从阴引阳，从阳引阴，以右治左，以左治右，以我知彼，以观过与不及之理，见微得过，用之不殆。"所谓"从阴引阳，从阳引阴"之意，张志聪注曰："夫阴阳、气血、内外、左右交通贯通，故善用针者，从阴而引阳分之邪，从阳而引阴分之气……"王乐亭老医生从事针灸临床50余年，本着"从阳引阴"的理论，通过针五脏俞而调五脏之气血阴阳，另加膈俞一穴，其含义就更为深奥。

五脏俞之中，肺俞位置最高，在第三胸椎下缘，正中旁开一寸半。肺主一身之气，司呼吸又主皮毛，司腠理之开合，外邪入侵，肺卫首当其冲，肺气虚则肺俞不满。针刺肺俞，既可以宣通肺气，清热和营，又能补益肺气，理气调气。心俞在第五胸椎下缘，旁开一寸半。心主血而藏神，心气心血不足则心俞不满，针刺心俞则有理血和营、安神宁心之功。肝俞在第九胸椎下缘，旁开一寸半。肝藏血，主疏泄，喜条达，主筋，肝气横逆犯胃，肝不藏血则血溢衄血，肝血虚则肝俞不满，针刺肝俞则有舒肝解郁、和血安神之功。脾俞在十一胸椎下缘，旁开一寸半。脾主运化，主统血，脾虚不运则消化机能障碍，脾与胃相表里，脾升胃降，上下通调，气机舒畅，中焦堵塞则升降失司，脾虚则脾俞不满，针刺脾俞则有健脾利湿、和胃调中、调理升降之功。五脏之间相生相尅，功能协调则生机旺盛，五脏不和则百病始生。肾俞，在腰二椎下缘旁开一寸半。肾藏精，主命门火，为人体元阴元阳之所在。《景岳全书》说："命门为精血之海，脾胃为水谷之海，均为五脏六腑之本；然命门为元气之根，为水火之宅，五脏之阴气，非此不能滋；五脏之阳气，非此不能发；而脾胃是中央之土，非火不能生……"肾虚则五脏之精气不藏，命门之火衰则五脏六腑之阳气无以发，肾俞不满，针刺肾俞则有培补肾气、填精益阴之功。所以，针刺五脏俞，可以根据五脏的虚实而施以补泻之手法，以达到调理五脏功能的作用。

膈俞在足太阳膀胱经十八对俞穴中，为八会穴之一，亦即“血会膈俞”。膈膜居于胸腹之中间，分理胸腹上下，针刺膈俞则有理血调气、升清降浊、疏通气血、统治一切血病之功。所以，五脏俞加膈俞的总体功能，简略而言即调气和血、扶正固本、调理阴阳。

二、五脏俞加膈俞针刺要点

所谓“腹如井，背如饼”的含义是：在针刺背部腧穴时，切莫深刺，以防刺中要害而危症泛起，如《素问·刺禁论》说：“脏有要害，不可不察……刺中心，一日死……刺中肝，五日死……”然而针刺又要有一定的深度，正如《素问·刺要论》说：“病有浮沉，刺有深浅。”如果“因噎废食”，刺而不中，等于不刺。特别是对胸背部的俞穴，由于怕刺之过深，而用斜刺法者屡见不鲜，王乐亭老医生则一丝不苟，一律采用直刺法，但对于针刺深度的控制很严格。胖人一般不超过一寸，瘦人一般不过 5 ～ 6 分，但是刺必得气而方休。对于患者的体位，要求俯卧舒适，以利取穴准确，患者也能坚持时久。因此，要求取穴精确，用针同等规格，刺后针柄直立，横平竖直，上下左右、斜视均为一条直线。

由于针刺补泻手法的要求，又要根据不同的病种，采取相应的补泻手法和轻、中、重度刺激量。重点穴位的施术时间要长，刺激量也要大，其他配穴施术时间相应缩短，刺激量也较轻。

三、五脏俞加膈俞方的临床应用

从本方的形成过程，即可推测出它的适应范围。根据王乐亭老医生开始选用多个俞穴组成时，主要针对五脏俱虚的病状，所以临床上首先的适应证是。

1．虚损

虚损为虚损劳伤的简称，系由脏腑亏损，元气虚弱所引起多种慢性病的总称。凡禀赋不足，后天失调，久病失养，积劳内伤，久虚不复等，都可以出现虚损证候。在大量的针灸科门诊中，由于久病而致虚者不在少数。对于这类患者，王乐亭老医生往往要亲自复审四诊，经认真辨证确为五脏俱虚者（实质上就是气血阴阳俱虚），始用此方。对于虚损诸证，若针一穴治一经，针两穴治两经，甚或针多穴治多经，也过于繁杂或无济于事。然而采用本方则能从阳引阴通调全身的气血阴阳，使之正气来复则病证自愈，即所谓扶正以祛邪之理。在具体应用时，又要针对气血阴阳孰轻孰重，以及心、肝、脾、肺、肾五脏孰虚为主，而施之以相应的手法和刺激量。若以气虚为主证，则刺以肺俞为主；若以血虚为主证，则刺以心俞、膈俞为主；若以气血两虚为主证，则刺以肺俞、脾俞、膈俞为主；若以阴虚或阳虚为主证，则刺以心俞、肾俞为主；若以运化失职为主证，则刺以肝俞、脾俞为主。

2．不寐、遗精

包括不寐，遗精，心悸，健忘，眩晕，头痛等属于神经衰弱一类病证。这类病证，多因思虑过度、劳伤心脾、房劳过度或久病失养而致。若以不寐为主证，则刺以心俞、肾俞为主；若以眩晕为主证，则刺以肝俞、肾俞为主。

3．半身不遂

属于气血虚衰者，在按原来治疗方案治疗一个疗程之后，也就是在本病的中、后期阶段，可以使用本方作为治疗措施之一，也可以在治疗的后期或恢复阶段配合“老十针”，以调理善后。

4．癫、狂、痫

癫与狂为精神失常疾病，痫证是一种发作性神志异常的疾病，均属针灸治疗的适应范围。临床治疗时，先以治督脉为主，即用“督脉十三针方”，经过一疗程之后，可加用本方5～6次，然后再使用督脉十三针，也就是间隔使用本方，针刺以心俞、肝俞、肾俞为主，目的在于调整全身机能，使之恢复正常。

5．月经不调

系指月经后期、稀发或闭经属于气血虚衰者；或月经量少、先后不定期者，均可使用本方，且以肝俞、脾俞、肾俞、膈俞为主。

6．脏躁证

多因情志不遂，抑郁烦闷而诱发。本方的适应范围也就是对于久病体虚、面色苍白、脉来虚弱者，刺以心俞、肝俞、肾俞为主。

7．咯血、便血

本方所以能够治疗血证，主要是调理心、肝、脾三脏的功能。因为心主血，肝藏血，脾统血；血热则溢经而出，妄行而走；脾不统血，则血不循经而行，淋沥不止；肝不藏血，则血溢妄走而不收。所以，针刺五脏之俞与血会膈俞，使之发挥理血活血之功，则出血可止；又鉴于出血日久，势必伤血耗血而出现血虚证候，当此之际，若欲止血，必先补血，血充则气足，气足则血能受其统帅而归经。所以，理血之法是治疗血证的总则，而针刺五脏俞加膈俞，正是调气理血治本之法。在血证之中，王乐亭老医生主要用于肺阴虚、肺气虚所致之咯血，针刺以肺俞、脾俞为主；或脾虚气陷所引起之便血，针刺以脾俞、肾俞为主。

综上所述，五脏俞与膈俞的拟定，也就是王乐亭老医生对于背俞穴的独特应用与发挥，在学术观点上充分体现以下两点。

（一）从整体观念出发，扶正固本

人体是一个统一的整体，人与自然界又是一个对立统一的整体。人体的表里、上下、气血、营卫、津液、精神、脏腑、心脾、脾胃、肝肾，以及心阴心阳、肾阴肾阳、阴经阳经等，都是相互对立而又统一的整体。在病理、诊断、治疗上也应当从整体观念出发，从调整整体功能入手。而五脏俞加膈俞的功能和治疗作用，完全着眼于整体。况且，肾为先天之本，脾为后天之本，本方既顾先天又治后天，调理气血阴阳，可谓抓住要害。例如，对于虚损、半身不遂、月经不调、月经衰弱和癫、狂、痫证的治疗，都是通过调理五脏而达到扶正固本之目的。

（二）以五脏为中心，调理气血

根据中医的理论体系和学术观点，人体机能主要由脏腑的正常生理功能来维持，而脏腑的功能又以五脏为中心。《素问·五脏别论》说：“所谓五藏者，藏精气而不泻也，故满而不能实”，说明五脏是藏精气的脏器。人体的精、气、神，皆来源于五脏所藏之精，而正气虚弱，主要责之于五藏，如果五藏功能正常则整体机能充盛。《灵枢·本藏》也说："五脏者，所以藏精神血气魂魄者也。"所谓精、神、血、气、魂、魄正常，即整体功能的体现。所以，以五脏为中心，调理气血阴阳，完全符合"治病必求其本"的基本原则。

督脉治验

督脉为奇经八脉之一。督者都也，以其"都"一身之阳而命名，督脉者起于少腹以下，出会阴，向后沿循脊里，循行腰脊正中，上行直达项后风府，由此入属于脑，再行至巅顶，沿头额部下达鼻柱。其支脉属肾贯心。督脉为"阳脉之海"，十二经脉中的手三阳、足三阳等六条经脉都与督脉相交会。所以，督脉有调整和振奋人体阳气的作用，故能统摄全身的阳气；又因其络肾入脑，故又能维系人身之元气，健脑醒神。其所主病候为：腰脊强痛，癫痫，角弓反张等证。王乐亭老医生继承前贤对于督脉生理病理功能的理论，并在实践中有自己的独特体会。

一、从"治痿独取阳明"到"首取督脉"

《素问：痿论》中说："治痿独取阳明"，故一般临床治疗瘫痿病证时，多以阳明经穴为主，上肢取手阳明经穴，下肢取足阳明经穴，或手足阳明经穴轮流使用，取得一定的疗效。王乐亭老医生在开始治疗瘫痿时也遵古训，选用上述经穴，但是实际效果不够理想。于是开始探求新的治疗途径。为了研讨其临证思维演变过程，以及从实际情况出发，现将在 1956 ~ 1957 年的门诊病例 1772 例，就其与“治督”直接相关的四个病种（即半身不遂、小儿麻痹、癫狂痫、痹证）的情况加以分析，结果如表 1 所示。

表 1　1772 例中与治督脉直接相关的四个病种分析表

病种	半身不遂	小儿麻痹（痿证）	癫、狂、痫	痹 证	共 计
例	66	50	31	35	171
%	3.7	2.8	1.7	1.9	9.6

从其选用的穴位来看，多遵“治痿独取阳明”之训，直接选用督脉的穴位并不多。为了说明问题，现选择半身不遂与小儿麻痹两个属于“瘫痿”的病种，共计 116 例，详细分析其选穴情况，如表 2、表 3 所示。

表 2　116 例瘫痿选用督脉腧穴的情况分析表

腧穴		百会	风府	大椎	陶道	身柱	神道	至阳	筋缩	脊中	悬枢	命门	阳关	长强
小儿麻痹（50例）	例	26	6	6	0	4	1	0	2	0	0	0	0	0
	%	52.0	12.0	12.0	0	8.0	2.0	0	4.0	0	0	0	0	0
半身不遂（66例）	例	40	36	2	1	1	2	1	1	1	1	2	2	1
	%	60.6	54.5	3.0	1.5	1.5	3.0	1.5	1.5	1.5	1.5	3.0	3.0	1.5

表 2 的结果表明，1957 年以前，王乐亭老医生治疗瘫痿

选用督脉穴位仅以百会、风府为主，而很少选用其他穴位。

从表2、表3的对比中可以看出，当时还是明显地以选用阳明经穴为主。若以数字来表示的话，当时对于50例小儿麻痹患儿选用督脉的俞穴45例次，而选用阳明经穴为68例次；对于66例半身不遂患者，选用督脉腧穴91例次，而选用阳明经穴156例次。常用的督脉穴位仅是百会、风府，而其他的穴位则很少选用。由于未能得到预期的良好效果，所以在总结以往经验教训的基础上，开始摸索以治督脉为中心的选穴配穴方式。王老医生在1957年7月18日，治疗1例半身不遂后遗症时，针灸处方则选用了百会、风府、大椎、陶道、身柱、神道、至阳、筋缩、脊中、悬枢、命门、背阳关、长强。治疗至1957年8月9日，共计针刺8次，症状显著减轻。另一例是小儿麻痹，针刺处方选用百会、风府、大椎、身柱、神道、至阳、筋缩、脊中、悬枢、命门、背阳、关、长强穴，也取得明显的效果。至此为止，通过临床摸索，“督脉十三针方”日趋于定型，从而也逐渐地形成了“治痿首取督脉”的看法。

表3　116例瘫痿选用阳明经腧穴的情况分析表

腧穴		手阳明大肠经							
		曲池	合谷	肩髃	阳溪	迎香	禾髎	手三里	臂臑
小儿麻痹	例次	5	6	5	1	1	1	1	1
(50例)	%	10.0	12.0	10.0	2.0	2.0	2.0	2.0	2.0
半身不遂	例次	49	48	15	1	0	0	0	0
(66例)	%	74.2	72.7	22.7	1.5	0	0	0	0

续表

腧穴		手阳明胃经										
		足三里	天枢	丰隆	气街	上下巨虚	解溪	伏兔	阴市	犊鼻	地仓	颊车
小儿麻痹（50例）	例	17	1	0	11	6	5	1	1	1	2	2
	%	34.0	2.0	0	22.0	12.0	10.0	2.0	2.0	2.0	4.0	4.0
半身不遂（66例）	例	37	1	1	1	0	0	0	0	0	2	1
	%	56.1	1.5	1.5	1.5	0	0	0	0	0	3.0	1.5

督脉为阳脉之海，督一身之阳。由于阳主动，所以人体的一切功能活动，皆为阳气所主。若从肢体功能活动来说，如果阳气不能上升下达，则阴血郁闭，气血运行不畅，筋脉失荣，故而痿弱不用。所以，王乐亭老医生认为："督脉如同人身之'顶梁柱'，如不坚实，每遇'风吹草动'就会'蹋架'。所以，治痿应当首先'扶持''顶梁柱'"。况且督脉与任脉相通，任为阴脉之海，一阴一阳，相互协调，治督则可以调阴阳和气血，以期阳生阴长，协调阴阳。

二、督脉十三针的功用

根据临床实践，约在1958年王乐亭老医生的督脉十三针方基本定型，其组成如下（图20）：

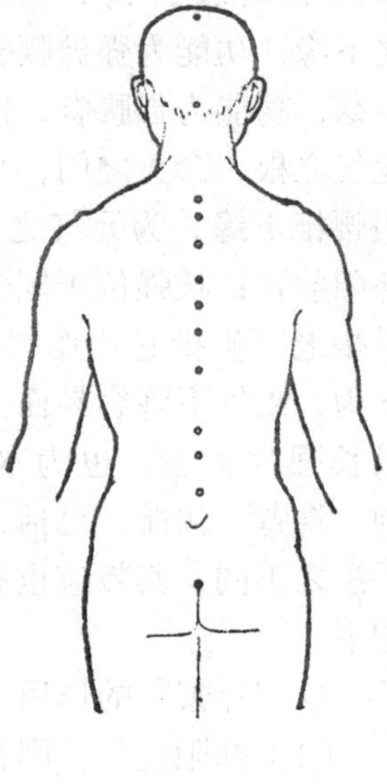

图20 督脉十三针

百会 风府 大椎 陶

道　身柱　神道　至阳　筋缩　脊中　悬枢　命门　腰阳关　长强

督脉共有腧穴28个。根据每个腧穴的功能特点，本着“精简、实用、稳效”的原则，精选其穴位，基本规律是从百会、风府开始，自大椎、陶道以下，隔一椎取一穴。头部取两穴。百会位于巅顶最高峰，为督脉之极，为诸阳之会，能培补真阳；风府为督脉入络于脑之处，功能为醒脑开窍。背部的穴位有大椎，位于第一胸椎之上缘，为督脉阳气之会，功能为宣通诸阳；陶道位于第一胸椎之下缘，与大椎隔椎相望，功能为补阳强脊；身柱位于第三胸椎的下缘，功能为强腰止痛，镇惊安神；神道位于第五胸椎下缘，功能为健脑通脉；至阳位于第七胸椎下缘，功能为通气兴阳；筋缩位于第九胸椎之下缘，功能为强腰柔筋；脊中位于第十一胸椎之下缘，功能为强健腰脊，镇静安神；悬枢位于第一腰椎之下缘，功能为强腰脊，健脾胃；命门位于第二腰椎下缘，为元气之根，命火之门，功能为补阳益肾；阳关（腰）位于第四腰椎下缘，为元气之关口，功能为转侧摆动、强健腰脊、补阳益肾；长强位于尾骨尖下三分，为督脉起始第一穴，王乐亭老医生把它比作“大梁之底座”，实为督脉之根基。他认为，阳气下降容易而上升难，补督脉以鼓动阳气上升，即以长强穴为主，也为本穴功能之特点。因为督脉贯穿头、颈、脊背、腰骶，总括人体之柱，所以，针刺督脉所用补泻手法之不同，其效应也有区别。现将补督与泻督的作用分述如下。

1.“补督”的作用

（1）补阳益气。因督脉总督一身之阳，补督则可以补阳益气，阳气通达则能活络行痹。

（2）强筋壮骨。督脉之支与少阴相合，贯脊属肾，补督则能益肾。肾主元阴元阳，阳盛则气旺，阴充则血盈，肾水涵木，肾主骨，肝主筋，故有强筋壮骨之功。

（3）补髓益脑。督脉上行至风府，入于脑；肾主骨生髓，脑为髓海；补督则能补髓益脑。“脑为元神之府”，神主精神思维，故补督尚有醒神开窍、安神定志之功。

2．“泻督”的作用

（1）抑阳清热。督脉为阳脉之海，阳盛则热，热盛灼津，痰热内生，热极生风，风火相煽，甚则热入心包而见神昏惊厥。泻督脉则能抑阳清热，平肝泻火，醒神开窍。

（2）疏通经气。督脉行于脊里，自下而上行，若经气不能宣达，气滞络阻，泻督则能疏通经气，使之上下贯通。

（3）调理气机。督脉总督阳气，主气机，若气滞壅遏，升降失调，泻督脉则可调气机而宣通升降。

三、临床应用

据上所述，从“治痿独取阳明”到“治痿首取督脉”，以及根据补督、泻督的功能，即可以推论其适应范围，现分述如下。

（一）瘫痿

包括外伤性截瘫、癔病性瘫痪和小儿麻痹后遗症。

1．外伤性截瘫

外伤性截瘫系因直接或间接暴力损伤脊髓所致，多在损伤的脊髓平面以下出现肢体感觉或运动功能障碍。王乐亭老医生自1964年以来开始治疗外伤性截瘫，先后创立了七组处方（详见“专病论治”中“治瘫规律初探”），而督脉十三针为治瘫十一组方中的首要方组，具有疏通督脉、续筋接骨的作用；对于早期患者，开始采用前七组处方循环针刺，每周3次，每次一组方，留针30分钟，三个月为一疗程。第二疗程，病情已到中期则以本方为重点。临证时，对于颈椎损伤者，加哑门以疏通颈部的经气；下肢强直性痉挛者，加涌泉以解痉。涌泉穴为足少阴肾经之井穴，阴经之井穴属木，木为肝经所属，肝主筋，故滋肾水可以柔肝木而缓解痉挛。对于尿潴留者，加环跳以通利小便，环跳刺之较深，当针感传至少腹时，轻微加以捻转手法。

2. 癔病性瘫痪

本病多因情志郁怒、肝失条达、气机闭阻以致筋脉失用，症见全身性或不完全性瘫痪、截瘫、偏瘫或四肢瘫痪。因本方功能为调理气机，肝气条达舒畅，气为血帅，气行则血行，气血流通则筋脉得荣，肢体恢复其功用。

3. 小儿麻痹后遗症

王乐亭老医生认为，小儿麻痹到了后遗症阶段，湿热之邪已尽，症见肢体痿软无力，肌肉萎缩，甚则畸形，患儿多表现薄白苔或无苔，舌质淡红，脉沉细，证属肝肾两虚，由实证转为虚证，精气被耗，治应滋补肝肾，并以补督脉为要。

（二）半身不遂

半身不遂、语言謇涩、口中流涎、小便频数或失禁、舌质淡、苔白滑、脉弦细之属于阴阳两虚，气血运行不畅者，适用督脉十三针。方中百会、风府醒神开窍；大椎、陶道、身柱、神道、至阳、筋缩、脊中、悬枢、命门、阳关、长强等补阳助气，阳生则阴长，取其补阳益阴之效。

（三）癫、狂、痫

癫、狂、痫三者均属神志病证，取督脉穴进行治疗，多用泻法，以清心醒脑、豁痰开窍。犯病日久者，热盛伤阴，阴血内耗，治宜滋阴清火，安神定志。方中大椎、风府、至阳，以重手法泻之。极度狂躁者加合谷透劳宫，或先取人中及太冲透涌泉，待患者安静后再针督脉。

治疗痫证，无论是在发作期或缓解期，均可用此方。发作期加用人中以醒神开窍；缓解期用以培补肝肾，调和阴阳。

（四）风寒湿痹

本方适用于风寒湿痹日久或寒盛见有阳气虚弱者，临证时去百会、长强。针刺数次后，再取肢体关节附近的穴位。其原理均系根据扶正祛邪之理，因其久病多虚，补督脉以助阳益气，取其扶正祛邪之效。对于针刺治疗痹证提高疗效，有一定的辅助作用。

从督脉十三针方的摸索，可以说是王乐亭老医生运用奇经的具体实践。奇经的主要功能首先是密切了十二经脉之间的联系。例如，督脉能够联系手三阳与足三阳，阳经的经气都交会于督脉的大椎穴。因此，它能联系六条阳经。其次，能对十二经脉起着分类、组合和主导作用。在十二经脉之中，其主要功能虽各有（相对的）特异性，但其中某些经脉的性质基本相同或者比较相近，奇经可以把性质相近或作用相类似的经脉连在一起，并能起到主导的作用。例如督脉是人体诸阳之总汇，同时又与肾、脑这两个主要的内脏相连，对于足厥阴肝经也有一定的影响，因而能够统率和主宰这些经脉和脏腑，总督人体的阳气和统摄真元。督脉主一身之阳气，任脉主人身之阴气，任督相通，经气汇合流通畅利，对于五脏六腑、十二经脉都起着重要的影响和治疗作用。再次是对于经络气血起着渗灌和溢蓄的调节作用。奇经八脉错综分布和循行于十二经脉之间，当十二经脉和脏腑之气旺盛时，奇经能够加以涵蓄，当需要时又能渗灌和供应，有似湖泊之用。由此可以更加清楚地看到，王乐亭老医生“治督”思想的可贵之处，而且也是运用奇经治验的典范。

华佗夹脊新绘

华佗夹脊，即夹脊穴，为经外奇穴名。《针灸集成》说：“夹脊穴，治霍乱转筋，令病者合面卧，伸两手著身，以绳横牵两肘尖，当脊间绳下，两旁相去各一寸半，所灸百壮，无不差者，此华佗法。”又称：“夹脊穴，量三椎下近四椎上，从脊骨上两旁各五分，灸三七壮，至七七壮，立瘥神效。”根据承淡安著《中国针灸学》记载，华佗夹脊位于第一胸椎至第一骶椎棘突之间旁开半寸处，每侧十七穴，左右共计三十四穴。近增第一颈椎至第一胸椎各棘突之间旁开半寸处，左右共十四穴，总计四十八穴，称为夹脊穴。南京中医药大学主编的《针灸学》记载为第一胸椎至第五腰椎，各椎棘突下旁开半寸。总起来说，穴位过多，临床应用时过于繁杂。

一、华佗夹脊与“王氏夹脊”

王乐亭老医生本着“精简、安全、高效”的原则，根据临床实践中医生与患者双方体验到的针感敏感区域，将原来的夹脊线向脊突联线内移二分，也就是各椎棘突下旁开三分。另外，精简穴位，从第二胸椎下缘起，隔一椎取一穴，直至第四腰椎，一侧取八穴，共计十六穴，取其穴少力专之效。在刺法上也有其特点，即是用直刺法，胖人进针1.5～2寸，瘦人1～1.5寸。直刺深度，以有抵触感为度，再行候气。进针后要求针柄直立，横平竖直，上下左右成行。因其介于督脉与膀胱经之间，而且五脏六腑之精气均由此处输转，所以功能扶督脉之阳、助膀胱之气、调理脏腑气血、疏通经络脉道。这是对于华佗夹脊穴的个人发挥，已被北京中医医院广泛应用。为了进一步说明华佗夹脊与“王氏夹脊”的异同点（图21），现列表对比如下

华佗夹脊与王氏夹脊对比分析表

	华佗夹脊	王氏夹脊
取穴法	自第一胸椎至第五腰椎，各椎棘突下旁开0.5寸，每椎一穴，一侧17穴，共计34穴	自第二胸椎至第四腰椎，各椎棘突下旁开0.3寸，隔椎一穴，一侧8穴，共计16穴
操作	略向外斜刺，0.5～1寸	直刺，针尖略向里，胖人1.5～2.0寸，瘦人1～1.5寸。按膀胱经补泻手法施行

续表

	华佗夹脊	王 氏 夹 脊
功用主治	胸1～3，主治上肢疾患 胸1～8，主治胸部疾患 胸6 ~腰4，主治腹部疾患 腰1 ～ 4，主治下肢疾患	胸2～8，主治胸背上肢疾患，主脏主血 胸10 ~ 腰4，主治腹部及下肢疾患，主腑主气 总之：扶督脉之阳，助膀胱之气
手法	大椎，腰阳关，命门，长强，可用强刺激	胸2脊，胸8脊，可用中等量手法，病位上下夹脊穴可用重手法

［注］根据南京中医药大学主编《针灸学》。

二、临床应用

“王氏夹脊”穴，位于督脉与膀胱经之间，既有辅助疏通督脉、补益督脉的作用，又能调理和促进足太阳膀胱经脉功能的作用。王乐亭老医生之所以十分重视夹脊穴，就是因为在针刺时，发现患者的针感良好，自己的手感也佳。另外，在针刺背部俞穴时，往往会有深刺脏腑之虑，而夹脊穴绝不会损伤内脏，所以临床应用范围比较广泛。对于以下诸症均可使用。

1．外伤性截瘫

本方为治瘫组方中的第二组方，也是比较重要的处方。因其能够辅助治疗督脉，所以在“治瘫首取督脉”的指导思想下，“王氏夹脊”穴方就显得更加重要。正是“治瘫首取督脉，‘王氏夹脊’旁开，扶督又助膀胱，相辅相成难怪”。临床应用时，除全方使用外，还可以根据损伤的部位，以伤位的上下夹脊穴为重点，进行强刺激。对于病位以上夹脊穴给予强刺的目的在于使经气向下传导；对于病位以下夹脊穴给予强刺激，旨在接应并引导经气下行，使督脉经气上下流通。

2. 小儿麻痹后遗症

用于治疗本病，可以作为配合用方。一般在开始治疗时用“手足十二针方”，再用“督脉十三针方”，针刺 5～6 次之后，即可换用“王氏夹脊”穴。

3. 半身不遂

治疗本病也可作为配合用方（详见“中风十三治”）。

4. 脊髓空洞症

可使用全方，或根据病损的部位分段选用，并根据辨证，选加肝夹脊、脾夹脊、肾夹脊穴，以强化对于整体机能的调节，对于改善症状能起一定的作用。

5. 腰脊疼痛

包括风湿性和类风湿性脊柱炎，可以单独使用本方，也可以根据疼痛的部位，在其上下夹脊穴重点针刺，以通经活络、宣痹止痛。

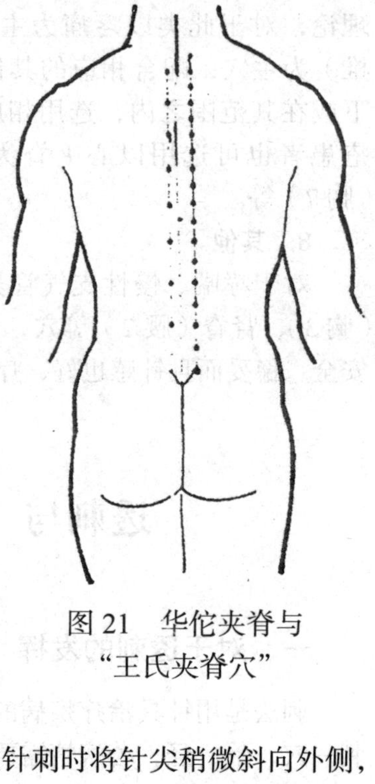

图 21　华佗夹脊与“王氏夹脊穴”

6. 胃肠病

可以根据病情选用胸 10～腰 4 的夹脊穴，而且可在针刺时将针尖稍微斜向外侧，使针感达于腹部。临床曾有一例胃痉挛患者，男性，30余岁，胃痉挛上腹剧痛已数小时，曾用西药解痉止痛剂，以及针灸刺中脘、合谷、足三里等穴而绞痛未减，急诊来我院。根据“王氏夹脊”选用胸8夹脊穴，针刺后，针感向前传导至腹部，使用泻法，10分钟后疼痛逐渐缓解，持续行针半小时，疼痛完全缓解。其他如胃肠功能紊乱、便秘腹泻等，都可以选用相应的夹脊穴，而且疗效良好。

7. 带状疱疹、肋间神经痛

王乐亭老医生根据《内经》“诸痛痒疮，皆属于心”的理论，对于此类以疼痛为主症的疾患，均采用心夹脊（5椎）为主穴，配合相应的其他夹脊穴，即在病变范围的上下或在其范围之内，选用相应的夹脊穴。另外，对于发际疮患者也可选用以心夹脊为主，配合风脊（胸2）、膈脊（胸7）等。

8. 其他

对于哮喘、慢性支气管炎也可选用心脊（胸5）、肺脊（胸3）、肾脊（腰2）等穴，功效与俞穴相似，但是比俞穴安全、稳妥而且针感也好，疗效稳定。

透刺与“十二透”

一、对于透刺的发挥

刺法是用针具治疗疾病的一种操作方法，一般都是一针刺一穴，治一经，若病情需要多穴多经，则用多针刺之。也可以由一穴进针，得气后将针卧倒再刺向另一穴位，称之为透刺；有时尚可用两针双手同时从两穴进针，得气后，将两侧针芒相对而刺，使之相触称为对刺，也是透刺的一种方式。

一般在针灸临床上，偶用透刺之法，例如治疗口眼㖞斜时，用地仓透颊车，或治疗膝关节病时用阳陵泉透阴陵泉。但王乐亭老医生却把透刺方式系列化、规格化，并组成一定的处方用于治疗某种病，实属独特经验之一，也是他对于透刺的发挥。概括起来，透刺的作用与特点有以下两个方面。

（一）一穴贯两经（或数经）沟通经气

用一根针刺入某腧穴，得气后，即可通过手法，引导经气流行，感传之所及与针刺的深度、手法的强弱密切相关。当透刺到另一腧穴时，再行手法，使之得气，针芒所向则气至病所，这样两经的经气就会沟通交融。若久病入阴，即可从阳引阴；若病在阳，犹可从阴引阳。有时也可根据五行生尅制化的规律，而采取相近而又可能的穴位透刺。例如王乐亭老医生治疗便秘时，往往从阳陵泉透刺至足三里。以木疏土；由于两经的经气交融，气血得以流通疏峻，以加强治疗作用；有时在透刺的过程中，可以通过两条以上经络，其治疗作用就更加广泛和明显。

（二）一穴担两穴，免伤卫气

针刺某一腧穴，必然要经过皮肤、肌肉而至筋骨或深入脏腑近处。所谓透刺又与一般沿皮刺有所不同，进针深、刺激重，由于补泻手法的实施而达到一定的治疗作用。然而，凡大毫针刺破皮肤，在表之卫气必然受损伤，若为三棱针刺破，非但伤气而且耗血，正如《素问·刺要论》所说："……是故刺毫毛腠理勿伤皮，皮伤则内动肺……"所以，针刺一穴而从皮下深处透至另一穴，这样起码减少刺破另一处的皮肤，既能免伤皮卫之气，又能够达到针刺两穴的治疗效果。

二、十二透穴方

（一）十二透穴方的形成与组成

关于"透穴"，一般在针灸临床上用之较少。王乐亭老医生本人在20世纪50年代使用的也不多，现随机抽样分析他在1956～1957年的门诊1772例，其中使用透穴的仅有50例，占总数的2.8%。从这50例使用过透穴的病例来看，病种分布如表1所示。

从表1可以明显地看出，采用透穴的病种大部分属于神经系统病症，而且以半身不遂的使用率最高。为了剖析王乐亭老医生在制定十二透穴方的临证思维特点，进一步将50例所选用的透穴进行了分析，详如表2所示。

另外，在1772例中，诊断为半身不遂者为66例，其中使用透穴者12例（占18.1%），充分说明透穴治疗半身不遂的作用，而且也为他探索十二透穴方提供了临床依据。12例使用透穴的情况如表3所示。

表 1　50 例使用透穴的病种分析表

病种	半身不遂	面神经麻痹	关节痛	头痛	肩臂痛	神经衰弱	三叉神经痛	下肢麻木	神经痛	痫证	肝胃病	腰腿痛
例	12	12	11	8	6	5	2	1	1	1	1	1
%	24	24	22	16	12	10	4	2	2	2	2	2

表 2　50 例患者所用透穴分析表

透穴	曲池透少海	阳关透曲泉	丝竹空透率谷	地仓透颊车	合谷透劳宫	外关透内关	昆仑透太溪	腋缝透胛缝	阳陵泉透阴陵泉	绝骨透三阴交	委阳透曲泉	中府透胛缝	巨髎透禾髎	攒竹透丝竹空	腋门透中渚	三间透劳宫	解溪透丘墟
例	19	14	14	13	13	13	11	8	7	6	5	3	2	1	1	1	1
%	38	24	28	26	26	26	22	16	14	12	10	6	4	2	2	2	2

从表 2 可以初步看到十二透穴方的形成过程，也可以说是十二透穴方的初级阶段。后来由于设立中风、半身不遂的专台门诊，此类病例相对集中，而且主要是针对中风久病、后遗半身不遂、口眼㖞斜、语言不利等证，特别是对于气滞血瘀、经脉阻滞、筋骨失于濡养而致四肢关节挛急难伸者。到了 20 世纪 60 年代初期，王乐亭老医生所惯用的透穴方已基本形成，先是肩髃透臂臑，以舒利肩部关节；曲池透少海，以舒利肘部关节；合谷透劳宫，以舒利掌指部关节；阳陵泉透阴陵泉，以舒利膝部关节；绝骨透三阴交，以舒利踝

部关节；丘墟透申脉，以舒利踝部关节或矫正足内翻畸形。上述透穴可根据病情的需要，选用一个或数个。以后在不断的实践中，他将透穴逐步系统化、规格化，大约在1962年才把“十二透穴方”定型下来，其组方如下：

表3　12例半身不遂使用透穴情况分析表

透穴	曲池透少海	阳关透曲泉	合谷透劳宫	外关透内关	腋缝透胛缝	昆仑透太溪	绝骨透三阴交	阳陵泉透阴陵泉	中府透胛缝
例	12	11	11	10	8	8	6	6	3
%	100	91.6	91.6	83.3	66.7	66.7	50	50	25

注：有两例曾两次使用此透穴。

①肩髃透臂臑　②腋缝透胛缝　③曲池透少海　④外关透内关　⑤合谷透劳宫　⑥阳池透大陵　⑦环跳透风市　⑧阳关透曲泉　⑨阳陵泉透阴陵泉　⑩绝骨透三阴交　⑪丘墟透申脉　⑫太冲透涌泉

其中以①③⑤⑦⑨⑩组穴为主穴，其余为配穴。主穴的功能即在于舒缓、润柔和滑利肩、肘、掌指、髋、膝、踝部关节。

（二）十二透穴的临床应用

关于透刺的功用已如上述，正是因为其作用量与刺激量较强，所以作为系统的配方和常规治疗时，就应掌握好适应证，特别是要根据患者的体质强弱等情况具体运用。

1. 十二透穴方主要适用于中风后遗症半身不遂，病程超过半年以上，而且关节筋脉拘急挛缩者。治疗时，若见语言謇涩者，加风池透风府；肩凝不举者，除选用腋缝透胛缝外，加肩髃透极泉；若见足内旋外翻同时存在者，除丘墟透申脉外，加商丘透照海；若见足下垂者，改用解溪透中封。

2. 也可用于痹证日久不愈、关节屈伸不利者。透刺后可以加灸，以助温经散寒，温养气血。

3. 对于小儿麻痹后遗症之足下垂者，也可使用。膝部肌肉麻痹者，加用犊鼻透膝关；踝部麻痹者，加用解溪透中封。

4. 对于脑炎后遗症之出现肢体关节拘挛者也可使用。若出现双侧肢体拘挛，则左右侧交替施术；若后遗呆痴、傻哭等症者，可加百会透囟会（沿皮刺）、风池透风池。

5. 尚可用于脑外伤后遗症，出现半身不遂、肢体瘫痪、筋脉拘急、关节挛缩等症。

（三）该透则透，透之务必得法

《素问·刺要论》说：“病有浮沉，刺有浅深，各至其理，无过其道，过之则内伤，不及则生外壅，壅则邪从之……”所以，王乐亭老医生认为该透则透，不该透绝不可透。例如刺内关穴，他要求仅刺五分，不可再深，再深就会“过其道，过之则内伤”。然而在透穴时又要内关透外关直达对侧皮下，以能望见针尖顶起皮肤为度，但不可刺破对侧皮肤。如果已经确定为透刺的适应证，务必透之得法。所谓透之得法，其要点有以下三个方面。

1. 掌握好适应证

摸索透刺法时，开始主要是针对病程日久、病情顽固、难以治疗的瘫痿、半身不遂、关节拘挛等症。

2. 正确理解透刺的功能

王老医生认为：气主骨（关节），血主筋，气血凝滞则筋骨失利而拘挛。所以，透刺的功能主要是通经活络，调补气血，舒筋利节。同时，透刺的穴位也多选在患侧、患肢或关节周围。

3. 补泻手法要适宜

运用透刺时，虚实补泻一定要掌握好。因为透刺比一般针刺的作用量和刺激量要大，如果补泻不适宜，反而更伤气血，所以在体质比较虚弱或为虚证时，应当在进针之后首先使之得气，然后再透刺到达对侧穴位；如果体壮证实则可进针直达对侧穴位，再候气、得气施行补泻手法。对于这两种透刺方式，切莫疏忽大意。

总之，王乐亭老医生在继承传统的针灸技术的基础上，把透刺的方式系统化、规格化，并摸索出一套行之有效的配方，适应范围也比较广泛，具有一定的临床价值。

为了便于记忆，试书歌诀一则，以供参考。

十二透穴歌

肩髃透臂臑	外关透内关	丘墟透申脉
合谷劳宫到	阳关透曲泉	太冲透涌泉
腋缝透胛缝	曲池透少海	阳池透大陵
绝骨三阴交	阳陵阴陵泉	环跳风市穿

另外，为了系统地整理和研究有关透刺的问题，王乐亭老医生还把全身能够透刺的穴位归纳如下：

风池透风池	迎香透睛明	阳白透丝竹
风池透风府	上星透神庭	头维透曲鬓
攒竹透丝竹	阳白透鱼腰	丝竹透率谷
太阳透颧髎	四白透承泣	迎香透巨髎
地仓透颊车	耳门透听会	大迎透下关

肩髃透极泉	腋缝透胛缝	曲池透少海
支沟透间使	外关透内关	阳池透大陵
合谷透劳宫	后溪透三间	居髎透环跳
伏兔透阴市	阳关透曲泉	膝眼透膝关
绝骨透三阴交	昆仑透太溪	丘墟透照海
解溪透中封	侠溪透临泣	太冲透涌泉
阳陵透阴陵	内庭透冲阳	太渊透列缺
肩髃透臂臑	条口透承山	环跳透风市
风市透箕门	后溪透劳宫	列缺透偏历
中渚透少府	曲池透臂臑	内关透郄门
支沟透间使	天枢透中脘	天枢透下脘
天枢透建里	三阳络透郄门	

年谱

王乐亭，河北省香河县人，生于1895年10月19日。

1902～1912年，幼年就读于本乡私塾，拜汉文老师乔书阁先生学习古汉文，兼攻读内、难等中医典籍，学习针灸术，并以六寸银针治疗瘰疬，义务为患者治病。

1913～1915年，在北京琉璃厂荣宝斋南纸书画店学徒，学商三年。

1916～1918年，考入中国大学法律系，学法两年半，后因多种原因放弃了法律学习。

1919～1921年，又拜四川陈肃卿老中医为师学习针灸，临床实习三年。1921年以后仍为义务治疗。

1928～1929年，在东方针灸学社，函授学习针灸。

1929年3月，考取针灸医师合格证（北京市），发给开业执照，从此在宣外校场大六条甲26号开业，针灸行医。所使用的六寸银针已改为六寸金针。

1930年6～9月期间，因善用九成黄金一成黄铜打制的六寸金针治疗当时无药可医的瘰疬（淋巴结核）等疾病，并取得了很好的疗效，很快“京城金针王乐亭”便为广大患者所传颂。

1932年秋季，参加北平中医针灸考试，取得针灸医师资格。

1934年，在养浩卢中医院，任针灸科主任。

1940～1941年，参加北京医学讲习会，学习中西医学。

1950年，参加北京中医学会，成为会员；1951年6月，在北京中医学会工作，任针灸委员；1953年3月，在北京中医学会门诊部工作，任针灸主治医师。

1950年，参加预防医学班，学习传染病。

1951年，参加针灸研究班，继续学习针灸。

1951年，在宣武区第二保健站任职站长。

1952年，任宣武区中医针灸考试委员。

1952年12月，加入中国红十字会，成为会员。

1953年，参加中国农工民主党，并被选为宣武区人民代表政协委员。

1954年，调入骑河楼第二中医门诊部，任针灸主治医师、顾问。

1955年2月，在宣武区政府任学术及鉴定委员。

1955年11月，成为中医预备会员，任测验委员。

1955年12月，在中医研究院研究班任针灸讲师。

1956年3月，加入宣武区政协，任委员；并参加中共北京市宣传部举办的讲座班进行学习。

1956年7月，调入北京中医医院针灸科，任医师，负责人，一直从事医疗工作。同年9月，参加宣武区第二届人代会。

1957 年开始对瘫痿病进行辨证论治，从而进行探索观察，对有效穴位进行筛选，制定了截瘫治疗七法，陆续补充完善，扩大到治截十一法，应用于临床。

对中风病 232 例加以总结、整理，制定了中风十三治。

对肠胃疾患拟定老十针，以及治疗高血压病、半身不遂等症的手足十二针，广泛应用于临床。

通过大量的临床实践，对十四经腧穴进行体会，对其中 120 余个俞穴进行总结。

以六寸金针治疗瘰疬的临床总结于 1958 年在本院办的《中医争鸣》中刊登。

晚年常带病坚持工作，直到年老不能上班时仍在家坚持撰写论文、修改稿件、著书立说。

1984 年 2 月因病去世，享年 89 岁。

1986 年 20 多万字的《金针王乐亭》(原定名《王乐亭临床经验》)一书正式出版发行，很快便被抢购一空，为中医针灸事业留下一份宝贵的财富。

附录

穴性配穴

一、配穴原则

对患者施行针灸治疗，若辨证已经明确，治法已经制定，配穴处方即为关键。所谓配穴，首先要掌握阴阳经脉和其穴的特性，与其他相关穴位的特性，按照一定的配方原则相互配合，使之达到较高的疗效。犹如中医方剂配伍药中的君、臣、佐、使。王乐亭老医生的针灸配方，也有主、客、助、役之说。如果不掌握一定的配方原则，合理地配穴，有时会贻误病机。《外科精义》中说："不知穴之配合，犹如癫马乱跑，不独不能治病，且有使病机变生他种危险之状态。"如果配穴恰当，取穴准确，疗效也会提高。如配穴无章，取穴不准，效果也差，甚而产生副作用。因此，掌握配穴的原则和具体方法，必须认真学习古今有关针灸学的理论与实践经验，更重要的是理论与实际的结合。王乐亭老医生很强调整体观念，要注意审证求因，全面考虑，标本兼顾，辨证论治，切忌头痛针头，脚痛针脚。例如对于头痛患者，即应详细辨识引起头痛的原因，或因外感而致，或因内伤而致；对于思虑过度、心脾两虚、心肾不交、失眠少寐而致头痛者，就应当调补心脾、宁心安神，使患者睡眠安好，则头痛不治而愈。

再者，取穴配穴，尚有局部取穴与远端取穴之说，其原理也是以经络循行或“是动，所生病”为依据。局部取穴，即在病变周围选择；远端取穴，即所谓“上有病下取之，下有病上取之”，这是针灸治疗的特点。除此之外，还有左右交叉，患侧、健侧相助等，则为针灸临床所独有。例如，治疗神经性头痛，可取足部的至阴、窍阴、太冲、公孙等穴。治疗脱肛、痔漏则可取头部的百会，颈后部的风府等穴，均可获奇效。如《标幽赋》所说：“交经缪刺，左有病而右畔取”，对于治疗半身不遂确有独到之处。其他如阳病治阴，阴病治阳，从阳引阴，从阴引阳，前后左右、内外表里相互配合等原则，也都是临床经常使用的配穴原则。

王乐亭老医生继承先贤的经验，本着理论与实践相结合的原则，从临床实际出发，并根据自己数十年的心得体会，将配方的原则概括为以下三个方面。

1. 局部与整体相结合的原则

所谓整体，是对于机体统一性的认识。配穴时，他首先考虑到对于脏腑气血整体机能的调节。所谓局部，也并非单指病灶周围或“以痛为腧”，而是指与脏腑病位相应的局部穴位。例如胃痛可取三脘；肺部疾患如咳喘可取天突、膻中；心痛可取巨阙、膻中等穴。然而在配穴时则着眼于整体，重视局部，局部与整体相结合。例如经验方老十针（三脘、气海、天枢、内关、足三里），方中气海偏于调补先天，足三里偏于调补后天气分，内关重在调补血分，着眼于先天、后天、气血等整体机能的调补，而局部则以三脘调胃，配合天枢调理胃肠，充分体现局部与整体相结合、全面加以调理的原则。

2. 侧重于调整脏腑气血功能的原则

这一点实质上是对于整体机能调节的深化，也就是在配穴时必须抓住矛盾的主要方面，而不被表面现象或局部病象所纠缠。王乐亭老医生认为，阴阳失衡，是机体病理的实质，阳盛则阴病，阴盛则阳病，而针灸治疗的效应就在于调整机体的阴阳，使之从失衡达到平衡。而人体阴阳平衡的维持，是以脏腑气血功能来实现的。调理脏腑之中，又以五脏为中心。例如，对于五脏俞加膈俞方的摸索，充分体现《灵枢·本藏》所论述的“五脏者，所以藏精神气血魂魄者也”的医经原旨，并将《内经》理论付诸针灸配穴的实践。调理气血，又以调气为主，因为“气为血之帅，血为气之母，气行则血行，气滞则血瘀”。从针灸的治疗效应来看，主要是治气调气。例如在治疗风邪侵袭经络时，他认为“治风先治气，气行风自熄”。又如手足十二针方，曲池、合谷、阳陵泉、足三里均为阳经穴，功在调气，治气；而三阴交、内关为阴经穴，功在理血、治血；它不但体现了调气为主的观点，而且也反映了阳中有阴、阴中有阳，阴阳相配，协调阴阳的配穴原则。这一原则，不但应在配方时加以体现，在制订总体治疗方案时也应执行。例如治疗截瘫的十一个法则，系以治督脉为主，辅以“王氏夹脊”，配合五脏俞加膈俞以及膀胱经穴，均以治阳经为主；而第5组方治任脉法，即为阴经穴，治阴以配阳；第6、7、8组方剂是脾胃，肝胆，足三阴与胃经，表里、阴阳相配。因此，从选穴配方到制订总体治疗方案，均说明他对于脏腑气血功能调整的极大重视。

3. 以循经为主，证因标本相结合的原则

人之为病，从经络辨证法则来看，多以气滞血瘀，经络阻滞为主，结合经络的“是动”与“所生病”证，在配穴上王乐亭老医生还是比较尊重传统的循经配穴为主的原则。但绝不局限于一条经的穴位，而是扩大到以治疗经络的病理实质为主，联系其相关的各条经脉为主体，并与审证求因、标本先后结合起来，才能真正实现循经取穴的原则。例如中风十三治中的“纠偏方”，是治疗偏瘫患侧的配方，在人体的上部有百会、风府、风池；中部有肩髃、曲池、合谷；下部有环跳、委中、阳陵泉、悬钟、太冲等，涉及督脉、胆经、肺经、阳明经、膀胱经和肝经共计六条经脉，选穴虽然不多，而几乎占用人体十四经的半数；同时，上、中、下三部全面照顾，井井有条，比较系统。概括地说，病在上部常选用手阳明大肠经穴，手太阴肺经穴；病在中部常选用足阳明胃经穴，足太阴脾经穴；病在下部常选用足少阴肾经穴与足厥阴肝经穴。同时，结合证因分析，方可知本方以通经活络、舒筋利节为主，且能调和阴阳气血，而且标本兼顾。再如，王乐亭老医生的经验方“腰痛八针”，其组成为腰阳关、命门、肾俞（双）、大肠俞（双）、委中（双），主要适用于肾虚受风以及腰膝酸痛等证。方中委中、腰阳关、大肠俞，偏于活血通经疏表，功在治标；命门、肾俞益精固肾，功在治本；涉及督脉和膀胱二经脉以及腰膝二部，全方共奏祛邪疏表、通经止痛、固本强腰、标本兼顾之效。

综上所述，王乐亭老医生在长期的临床中，对于每一个常用穴的特性都有治疗的体验，对于常用的配穴也认真加以总结，基本上可以归纳出一套比较切合实际的、综合性的配方原则。兹将他临床上常用穴的穴性与配方，以及分门取穴的经验，分述如下。

二、穴性与配穴

（一）中脘

1. 中脘－足三里－三阴交

中脘又名太仓，位于胃脘中间，为手太阳、手少阳、足阳明、任脉之会，又为六腑之会、胃之募。由于上述四经之交会，故能通达四经之经气。胃的经气汇聚于此，胃中湿润之阳气是消腐水谷的根源，胃气不足则水谷不化；太过则消谷善饥。李东垣曾说："气在肠胃者，取足太阴阳明，胃虚而致太阴无所禀者，于足阳明募穴中引导之。"足以说明中脘又能补中益气，调和五脏，通理中焦，是治疗腹中一切疾病的要穴。胃气本以下降为顺，辅以足三里能引胃气下行，降浊导滞，以利胃气之运行、水谷之运化。再加上三阴交，滋阴健脾，阴阳相配。故中脘、足三里、三阴交相配合，能健脾和胃、调理气机、镇静安神、调补气血，专治脾胃虚寒、气血亏薄或一切脾胃疾患，以及心神不安、心悸失眠等属于气血虚衰者。全方补中有行，补而不滞，阴阳协调，温而不燥。若见脾虚胃热，则可泻中脘，以导滞热；若见脾胃不和，清浊不分，上吐下泻，则可补中脘以升清气，泻足三里以降浊气，佐三阴交以调和阴阳，则中气得以调畅，阴阳得以续接矣。

2. 中脘－天枢－阳陵泉

中脘与天枢。因天枢为大肠之募，故两者相配其功能为调和胃肠、疏通腑气，使中焦气机上通下达，胃肠功能和调，则能分理水谷及糟粕，疏导一切浊滞；阳陵泉为胆经之合穴，肝与胆相表里，胆又为中清之府，泻阳陵泉以肃清静之府，平肝气之横，降肝火之逆，协调肝胃。故中脘、天枢、阳陵泉三者相配，其功能为平肝和胃、调理胃肠，主治呃逆、反胃、胁痛、呕吐、腹泻等证。

3. 中脘－气海－三阴交

中脘、三阴交两穴，阴阳相配，健脾滋阴，和胃畅中，适用于脾胃气阴不足。气海为气汇之处，故为气之海也，功能为蒸动气化以助运化之机，且能通调任脉，温固下元。中脘、气海、三阴交三者相配，其功能为补中气，益气血，使之脾气得升，胃气得降，运化生机旺盛；主治脾胃虚弱、脏气下陷、消化不良、身体羸瘦、遗尿、失眠等症，以及生殖泌尿系统的病症。

4. 中脘－内关

中脘为胃之募穴。内关为心包之络穴，别走三焦，调理三焦气机，宁神和胃，宽胸利气，通调水道。饮入于胃，游溢精气，三焦气机条达则水谷精微四布，故中脘、内关相配，通调水道，主治水饮内停、水谷不化等证。另外，《内经》云："胃不和则卧不安"，中脘功能为调胃，内关又可安神，两者相伍则胃气得和而心神得安，故又能治疗脏躁、癫证、心悸、失眠等证。

（二）足三里

1. 足三里－内关

足三里为足阳明胃经之合穴。足阳明胃经，为多气多血之经。故足三里乃阳明经气，犹如百川汇合入海之势，经气充沛而功效卓著。因为胃属土，本经亦属土，故足三里为土中之真土，后天精华之根，能升能降，为疏导胃气之枢机。胃为五脏六腑之海，后天之根本，五脏六腑皆赖以营养，故针足三里能壮元阳，补脏腑之虚损，且能升清降浊，导痰行滞，治疗范围比较广泛。所以，王乐亭老医生说："百病莫忘足三里。"《针灸大成》中也说："若要安，三里常不干。"

内关为心包经之络，别走手少阳，能清心胸之热，行三焦之气，若与足三里相配能辅助足三里升降气化之机，又能益气养血、宁心定志，主治气血不足、心神不安、惊悸、怔忡、失眠多梦等症。因其又能升清降浊，通利水道，清心除烦，导赤除湿，故也可用于心胃炽热、胸闷懊侬、停痰宿饮、呕逆呛咳、不思饮食等证。

另外，对于刺足三里的深度，王乐亭老医生也有一定的要求，他曾自编了足三里歌诀一首："五分至于胫，一寸至于腹，寸半至心下，二寸至咽喉，如刺整三寸，巅顶血下行。"意思是说，若针刺足三里五分深，其治疗作用在胫部；刺一寸治疗作用至腹部；刺一寸半则治疗作用在咽喉部，如果深刺三寸则能平降血逆，用于治疗气血上逆诸证，使巅顶之血逆下行。这一点在配穴和治疗作用上，都有很重要的意义。

2. 足三里－内庭

足三里为胃经之合穴。胃为水谷之海，主消纳水谷。胃气盛则消纳畅流，营养充沛；肝气虚则消纳呆滞，脏腑失荣。补之则益气健脾，升阳助胃；泻之则升清降浊，条达气机。内庭为胃经之荥穴。胃喜润而恶燥，燥则生内热，必须以水润之，水土交融则胃气和调。足三里与内庭相配，足三里升振胃阳于上，内庭荥水和阴润胃于下，使之阴平阳秘，胃气调和，则消纳之机得以畅利，蕴蓄之滞热得以清泻，故能主治胃火上逆、中焦蕴热、胃阴不足等病证。

3. 足三里－曲池

足三里为足阳明胃经合穴，曲池为手阳明大肠经合穴。二阳相配，二合相会；曲池走而不守，足三里能升能降、上下交融，故能协调胃肠气机，通达上下，功专善行。又因肺与大肠相表里，故曲池又能间接疏调肺气、清热散邪；若与足三里相配合，又能疏理表邪、清解肺卫；故可用于表邪侵袭肺卫而不能宣达而见有恶寒、发热、咽干、头痛等证者，以及外邪直中胃肠所致恶心、呕吐、腹痛、腹泻等症。

4. 足三里－太冲

足三里又能补血、活血、凉血、清血，而太冲功能为泄肝胆、降气逆、通经、行气、止痛，也能凉血、活血。两者相配，平肝降逆，行血通经，凉血活血，疏通肝胃之气机，清理肝胆胃腑之蕴热，主治痛经、肝胆气逆、头晕头痛、烦躁善怒、呕呃、胃痛等属于气逆或气滞蕴热者，以及胁痛、脏躁、癫狂、肝胃不和、胃中堵闷等证。

5. 足三里一阳陵泉

足三里为足阳明胃经之枢纽，疏通胃气，升清降浊。阳陵泉为足少阳胆经之合穴，功能为平肝和胃，降逆缓冲，疏木和土，调理肝胃。两者相配，则能主治木郁侮土，见有中消停饮、口苦吞酸、反胃呃逆、泄泻呕吐等证。又因足三里能调气活血，阳陵泉为诸筋之会，二者相配，疏气通经，搜风祛湿，舒筋利节，故也可用于治疗风痹、膝肿、下肢麻木、半身不遂等属于经络痹阻者。

6. 足三里－百会－风府

足三里能升清降浊，调理气血。百会为手足三阳督脉之会。足三里、百会相配，益气升阳，举陷健脑益智，若加风府用泻法，又能清理脑海之气血。故足三里、百会、风府三者上下相配，调理逆乱之气血，祛风散邪，醒脑安神，主治内风、外风所致之头晕目眩、语言謇涩、半身不遂或肢体麻木等证。

7. 足三里－天突－膻中

足三里、天突、膻中相配，补之则益气补肺，宣肺止嗽，亦即培土生金与母子相生之意；泻之则降逆化痰，开胸顺气。若为肺气虚而痰饮壅肺者，则可以补足三里、膻中，而泻天突，攻补兼施。盖脾为生痰之源，肺为贮痰之器。脾虚胃弱，痰湿内生，壅肺阻气，也可遣用足三里、天突、膻中而脾肺同治。

（三）气海

1. 气海－中极－关元

气海又名丹田或丹灶，顾名思义，为气之海、元气之会，呼吸之根，且为下焦之要穴。故凡气化蒸动之机均由此所发，功能为补益真元，温振肾阳，有如釜底添薪，故能温脾胃助运化，使之水谷腐熟，又能蒸动膀胱气化，使之气化升腾，津液四布，浊阴得出。气海偏于温振阳气，关元重在滋补阴精，中极善利下焦而调经养血。故气海、中极、关元三者相配，能温肾助脾、疏调气机，又能通利膀胱、调经养血，主治脾肾不足、气虚小便不利以及男子肾虚精亏、妇女血亏月经不调等证。

2. 气海－三阴交

气海偏于温振阳气。三阴交偏于滋补阴精，并能健脾升阳，益气调气。气海、三阴交二者阴阳相配，气血双补，阴阳两调，以期阳中求阴，阴中求阳。补脾助运化而后天得养，助阳益气而先天得济，故能升阳举陷，主治虚劳、中气下陷、虚寒腹痛以及癃闭、带下、经闭或阳痿、滑精、水气不化、下肢水肿等证。

3. 气海－关元－三阴交

气海、关元益气温肾助阳。三阴交健脾之中又有补阳之功，益气升阳之中又能滋补肝肾之阴。气海、关元、三阴交三穴相配，益气助阳力卓，补阴滋肾效著。补中有调，阴阳兼顾，为治疗妇科病证以及下焦虚寒的常用配方。

4. 气海－阴陵泉

气海为生气之源，温振阳气，蒸动气化。阴陵泉为脾经之合穴；能健脾升阳。先贤云：“上焦如雾，中焦如沤，下焦如渎。”气海、阴陵泉相配，其功能为鼓动中焦、下焦气化之机，其势如沤如渎，水气得以通利，故能主治癃闭、下肢浮肿、脾虚纳呆、水湿困脾等证。

5. 气海－足三里

气海为气血之会，呼吸之根，藏精之府，生气之海。足三里为胃经之枢纽，后天水谷精微之根。两者相配，助胃气腐熟水谷，升阳气鼓舞中州，五脏六腑均能得以营养，壮人身之阳，补脏腑之虚，诸凡补益脾肾之配方中实不可缺，能主治脾肾不足、中焦虚寒、气血不足、食减纳呆、宿食停滞等证。

6. 气海－气冲－归来－三阴交

气海为元气之海。“气主煦之”，气足则经脉温通滑利。气冲又名气街，乃腹气之街，腹部之经气源源流过，又为宗筋之会，阳明经多气多血，故气冲能调气血，荣宗筋，活血行瘀。气海、气冲、三阴交三者相配，补养气血，濡养筋脉，通经活络，舒筋利节，主治下肢瘫痿、关节肿痛、痿软麻木、行走不利等属于气血虚亏、经脉阻滞者。归来为足阳明胃经穴，能补气升提，调经止痛，又能通利下焦，行气利水。故气海、归来，气冲、三阴交相配，能调理气机，分利清浊，通调水道，主治癃闭、五淋、带下等证；又能行气活血，调理血分，主治气滞腹痛、月经不调等证。

7. 气海－关元－足三里

气海为气之海。关元为足三阴、任脉之会，小肠之募，男子藏精之所，女子贮血之处，通治男女精血虚亏诸证。王乐亭老医生认为，关元之下即为子宫，子宫又为血室，因关元主藏血，所以他称关元为“血海”，且莫与足太阴脾经之血海穴相混淆。关元能温肾兴阳，益气固脱，主人身之气；气壮人强，气虚人病，气脱人亡。针本穴不但可治病，而且有延年益寿之功。气海、关元、足三里三者相配，大补元气，气足血充，阳生阴长，而且先天后天互济，补而不滞，补中有调，温中寓补，主治中焦虚寒、下焦痼冷之见有腹痛、经闭、便溏、腹泻、小便不利、子宫寒冷以及不孕等证。

（四）内关

1. 内关－中脘－足三里

内关为手厥阴心包经之络穴，其支脉走胸腹，又为阴维脉之会，别走手少阳三焦；补之，则能养心血，安心神，宁心定志，且能通心阳，利水道，通瘀塞；泻之，则清心除烦，泻火清热，宽胸理气，疏通三焦气机；主治胸腹诸疾，即所谓“心胸若有病，速与内关谋”之意。内关又为八脉交会之穴，通于阴维。心包为心之外围，代心受邪，代心行令。心主血脉，故有通脉活血之效。内关、中脘、足三里三者相配，重点在于清心开郁，宁心安神，舒理肝胃之气，主治郁证、脏躁、惊悸、失眠以及胁痛、胃脘堵闷、食少纳呆等证。

2. 内关－巨阙

内关之功能为宣通心阳，调气，开心胸之郁痹。巨阙为任脉穴，能降胸膈之逆气。内关、巨阙相配，调气降逆，行气通痹，活血通脉，主治胸痹心痛、癫痫等证。

3. 内关－膻中

内关行气开郁。膻中又名上气海，胸气之街，为心包之募穴，手太阳、手少阳、足太阴、足少阴、任脉之会。《难经》云：“气会膻中”，其功能为调气降逆、宽胸利膈，是心之宫城，肺之气海，主胸中之气；故凡胸中之气病均可治此。内关、膻中二者相配，理气开郁，宽胸利膈，重在调气，主治胸痹、心痛、癫痫、脏躁等证，以及肝郁气滞、乳汁不通、瘀乳等证。

4. 内关－三阴交

内关能清心除烦，配三阴交滋阴养血，上下相应，交通心肾。盖阴亏于下则阳亢于上。内关清上降逆以和阳，三阴交滋阴潜阳以固阴。阴阳交合则滋生化育得昌。内关、三阴交相配，主治心肾不交、心悸、失眠、健忘、惊悸以及骨蒸盗汗、咳嗽失血、梦遗、闭经等属于阴虚阳亢、虚热上扰等证。

5. 内关－太冲　内关－神门

内关为心包经之络穴，可以代心行令，也能代心受邪。若为实证，泻内关可清心宁志，安神镇静；若为虚证，补内关则可养血安神，活血通脉。太冲之功能为降逆气、泻肝火。内关与太冲相配，泻肝解郁，平肝降逆，清心定志，镇静安神，主治心、肝二经气火逆乱所致郁证、癫狂、脏躁以及筋痹、风邪侵袭经络等证。若内关与神门相配，而神门为心经穴，是心神之门户，泻之能清心火，补之能安神定志，配合内关，为治疗心经病证的优选良方。

（五）天枢

1. 天枢－中脘－气海－三阴交

天枢为足阳明胃经穴，为大肠之募，腹气之街。胃经的气血从此频繁流通，其功能为分理水谷之糟粕，调理脏腑以利运行，消导积滞以助脾气。配中脘调理胃肠，配气海、三阴交则益气血而助中州。天枢、中脘、气海、三阴交四穴相配，调理肠胃，益气健脾，和血调中，主治肠胃诸疾之偏于气血不足、脾胃虚寒者；另外，尚能治疗虚损、寒疝、小便不利以及月经不调、崩漏带下等证。再用补泻手法补偿，治疗的范围就更加宽阔。

2. 天枢－阳陵泉－支沟

天枢调肠胃。阳陵泉宣通下降，又能泻肝胆平逆气。天枢、阳陵泉相配，疏肝理气，主治热结肠胃、腹胀便秘等实证以及肝旺抑脾所致肠鸣痛泻，可治以补天枢而泻阳陵泉，抑肝健脾。支沟一名飞虎，为手少阳三焦经穴。其功能为疏通三焦气机，助三焦气化，利三焦之水道。天枢、支沟二穴相配，可通调三焦，利小溲而实大便，主治脾虚腹泻。天枢、支沟、阳陵泉三穴相配，则主治气虚便秘，腹胀便结等证。正如《玉龙歌》所说："大便闭结不能通，照海分明在足中，更把支沟来泻动，方知妙穴有神功。"而王乐亭老医生用天枢、阳陵泉与支沟相配，不但有通便之功效，且能益气通便，扶正祛邪。

（六）章门

1. 章门－中脘

章门为足厥阴肝经穴，脾之募，脏之会，带脉之本，又为足厥阴肝经、足少阳胆经、带脉之会。古人所谓"肝为五脏六腑之贼"者，乃因肝气乱则五脏六腑皆受其"贼"害，而章门能平五脏之气乱，使之肝气条达，脾胃平和，五脏协调，六腑畅通，生化源源不息，五脏六腑均以保养。故有调五脏和肠胃，除胸满，解烦闷，消水肿，去腹胀，健脾疏气之功。章门又为五脏之气出入交经之门，脾之阴精尽藏于此。肝经之气直行则通入脏腑，横行则通于六腑，故章门与五脏六腑均息息相关。一般针灸书中均记载脾经之食窦穴能力挽危难。而王乐亭老医生在实践中体会并非如此，他对于重病患者则加章门，反而获得良效，显示其穴性之重要。也有人认为凡病虽困重尚有一毫真气，可灸此穴，即有回生之功。所以王乐亭老医生称章门为"命关"，对于气血俱虚，五脏衰惫者，用之可转危为安。中脘之功能为助胃消化水谷，温通腑气，升清降浊，调理中州。章门与中脘相配，疏肝和胃，补中益气，为王乐亭老医生经验方“老十针”方的主穴，再加上足三里，则疏气之功倍增。正如李东垣所说：“气在于肠胃者，取太阴阳明不下，取中脘章门足三里。”章门、中脘、足三里，为王乐亭老医生调中补中的常用配方。

2. 章门－天枢　章门－内关　章门－太冲

章门能疏肝，调五脏，和肠胃。天枢能健脾益气，和肠胃。两者相配，疏肝和肠胃，肝气条达，脾气得升，胃气得降，腑气得行。盖因五脏者，藏精气而不泻；六腑者，传化物而不藏，故胃肠之道以通降为顺。章门、天枢，两者相辅相成，协调肝脾胃肠，使之“满而不实”，从而使水谷之精微源源不断地供养五脏六腑和四肢百骸。肝气条达，肠气通顺，则清浊得以泌别，二便得以通调。故能主治胁痛、腹胀、肠鸣、腹泻、便秘或大便干稀不调等证。章门若与内关相配，则以疏理肝气为主；因为内关别走三焦，调理三焦之气机，配合章门疏调之功益增，故能主治胁痛、腹胀、肠腹满闷以及小便不利或小便赤涩不爽等证。章门若与太冲相配，则纯为平肝、泻肝、抑肝而设。因为二者同为肝经穴位，章门疏峻肝气于上，太冲开导肝气于下，上疏下导，则无结而不通。又因章门为脾募，肝藏血而脾统血，若肝脾失和，血不归藏，脾失统摄，也可选用章门、太冲，以调理肝脾而统治血证。

3. 章门－气海－三阴交

章门疏肝气，升脾气。气海补元气，温肾气。三阴交气阴两补，阴阳双调，滋养五脏，通调气血。章门、气海、三阴交三者相配，相得益彰，适用于五脏虚衰，气血亏乏以及阴阳衰极而又虚不受补者，施以调补之法。

（七）三阴交

1. 三阴交－阴陵泉　三阴交－阳陵泉

三阴交为肝、脾、肾三经之交会，补脾之中兼顾肝肾。肝藏血，脾统血，肾藏精，精血又能互化，故能培补精血，益阴固阳。又因肾有阴阳，寓真火于其中，补肾助命火，温煦脾阳，脾肾阳气充沛则生机旺盛，周身得以煦煖则阴霾之气顿消，故能补中益气，温中散寒。三阴交，气血双调，阴阳两补，肝、脾、肾兼顾，实乃补益之要穴，滋阴生精之中不失温煦之气，益气升阳之中不失濡润之血。阴陵泉为足太阴脾经所入为合水，能开通水道。三阴交与阴陵泉相配，则益肾助气，通利水道，主治水气不化、小便不通或尿闭等证；又能温脾散寒、行气止痛，主治腹胀腹痛、暴泄、泻泄、妇女痛经等证。三阴交与阳陵泉相配，能滋阴平肝，疏气和血，通经活络，舒筋利节，主治气血不足、阴虚肝旺以及风湿阻痹、下肢瘫痿等证。

2. 三阴交－足三里

三阴交滋阴、健脾、助阳。足三里升阳、益胃、和中。二者阴阳相和，表里相配，健脾温中，益气养血，主治脾胃虚寒、气血两虚以及脾虚胃弱、食少纳差等证。又因足三里能升能降，两者相伍，补中兼行。若因正虚受风以及下肢瘫痿诸疾，选用三阴交、足三里舒筋通痹，通经活络，也相适宜。

3. 三阴交－神门　三阴交－中极

三阴交为肝、脾、肾三经之枢纽，为治血之要穴。神门为心经穴，养血安神定志。二者相配，养血安神定志之力更为专著，适用于心悸、失眠、多梦、怔忡等属于心血虚亏者。若与中极相配，则能行气活血化瘀，主治气滞血瘀、少腹癥瘕积聚等证。

（八）内庭

内庭－下关

内庭为足阳明经之脉所溜不荥，泻之则疏泄阳明经气，能清胃泻热，理气止痛。内庭又为荥水，故能润泽沃土，滋养胃阴。内庭与下关相配，同为阳明经穴，上下相配，病在上取其下，能疏热清胃、理气止痛、开口噤、利下颌，主治胃火牙痛以及颌面关节诸疾。

（九）百会

1. 百会－神庭　百会－风池

百会位于巅顶最高峰，为督脉之极，为诸阳之会，又称三阳五会，头气之街。王乐亭老医生认为，三阳者手足三阳经都在此交接，并贯通督脉而入于脑。所谓五会者，是五脏俞皆附督脉而至巅顶，能培补阳气、升阳固脱。百会为回阳九针穴之一，浅刺能清泻诸阳而降逆，灸之能开提升阳。神庭又名发际，为督脉、足太阳膀胱经、足阳明胃经三脉之会，功能为降逆泻火、醒脑安神。百会与神庭相配，降逆泻火，醒脑安神，主治气火上逆、热扰清空而致之头痛、头晕、心烦、躁扰等症。配百会与风池，则祛风通络，调理气血，主治中风、头晕目眩、语言謇涩、口噤不开、半身不遂以及心神恍惚、失眠健忘、癫痫、手足搐搦等证。

2. 百会－风府　百会－哑门

百会能散风祛邪，主治内外风所致之中风。风府为足太阳膀胱、阳维、督脉之会，能搜舌本之风，故与百会相配，主治内风、舌缓不语、半身不遂、头痛项强等证。若百会与哑门相配（哑门为督脉阳维之会，入系舌本），主治舌强不语、重舌音痦，又能泄血热、止衄血，也是回阳九针穴之一；诸阳暴脱者，可针之以回阳。若与百会相配，则能祛风散邪，主治外因所致之舌强不语、耳聋等证。百会与风府、百会与哑门，由于配伍不同，前者治内风舌缓不语，后者治外风舌强不语，殊可有别。

3. 百会–长强

百会为督脉之巅顶，长强为督脉之首穴。百会为阳气之总会，长强为阳气之根基。从体位来看，一上一下，上下相配。长强又为足少阴肾经、足少阳胆经之会，别走任脉，为五痔之本，主便血。百会与长强相配，能升举阳气，主治脱肛、肠风下血等属于气虚者。又因两者均为督脉之要穴，督统人体之阳气，故又能通理二便，主治癃痿、二便不通或二便失禁等证。

4. 百会–气海　百会–太冲

百会为诸阳之会，总督人体之阳气。气海又为人体生气之海，温振肾阳而助命火。百会与气海相配，益气升阳，助肾温阳，阳气充沛，犹如日光普照，足以消除一切阴霾之邪。故常用于气虚、阳虚、胃虚寒证，以及一切阴寒痼冷。若百会与太冲相配，百会为督脉之巅，太冲为肝经之底，上起人身之至高处，下至人体之最低端，上下相配，能降逆气，平肝阳，熄肝风，主治肝阳、眩晕（高血压）、头痛等证，用之得当，效如桴鼓。

（十）大椎

1. 大椎－曲池－合谷

大椎为手足三阳督脉之会，纯阳主表，又能疏调太阳之气，故主疏散表邪，解肌清热于外，行气泄热利水于内。因其宣通诸阳，调和营卫，故能除寒祛邪，通经活络。曲池、合谷二者均为手阳明经穴，纯阳主气。曲池走而不守，合谷能升能散。因此，大椎、曲池、合谷三者相配，以阳从阳，宣解表邪之力显增，主治外邪束表、恶寒发热、无汗的表实证。若见高热欲动风者，则可大椎放血以泄热；若兼见头项强痛者，则可加风池透风府；若见鼻塞流涕者，加上星、迎香；热甚尿赤，烦躁者，可加内关。另外，对于虚损劳热、骨蒸潮热等证，虽属虚证，也可选用本方，以期养阴清热，而达到从阳引阴之效。

2. 大椎－肩髃　大椎－内关

大椎能宣散寒邪，通经活络。肩髃为手阳明、手太阳、阳跻三脉之会，能疏风利节，是治疗风病之要穴。大椎与肩髃相配，祛风散寒，通经活络，主治肩背部风寒袭络、经络阻痹以及气虚血亏、劳伤所致之肩臂疼痛、活动不利（如肩凝症）等证。若配内关，则调理气血，清血凉血，主治热入血分诸证之见有发热、心悸、惊风欲动等。

3. 大椎－陶道－身柱

大椎、陶道、身柱均为督脉穴。陶道又为督脉与足太阳膀胱经之会，能祛风清热，主治痃疟、寒热头重、脊柱痛等。《类经图翼》中称陶道“善退骨蒸之热”，所以也可用于虚热。身柱，一名气俞，为人身之支柱，能强腰脊，镇惊安神，又能搜风顺气。大椎、陶道、身柱三者相配，清热祛风，熄风止疼，主治高热惊风，甚则抽搐，角弓反张等，以及寒热往来发有定时之属于疟疾者。对于阴虚骨蒸潮热也可以选用，或配合其他育阴清热的穴位，如鱼际、太溪等。太溪补水中之土，润燥而生金；鱼际泻金中之火，扶正而益肾；若与以上大椎、陶道、身柱相配合，则为滋阴清热之妙法。

（十一）命门

1. 命门－肾俞

命门位于腰二椎以下为呼吸之根，元气之本，又为足太阳之结穴，男子藏精，女子藏血。生命之始，玄命之门。肾俞亦为膀胱经穴，精藏于肾，肾为作强之官，为先天之本，精神之舍，性命之根，肾气通于脑，脑为髓海，故诸髓皆属于脑。王乐亭老医生认为，肾气上通于脑，下通于子宫，故有补肾益精，固髓健脑之功。命门与肾俞相配，侧重于补肾阳、助命火，适用于肾阳虚衰，命火衰微，四肢厥冷，喜暖畏寒，二便失禁等证。

2. 命门－委中

命门补阳益肾。委中也为足太阳膀胱经穴，位于腘窝部，所入为合，固本经多血，故能用于放血而治疗诸疾。命门与委中相配，泻之则能清热达邪，祛除侵袭经络之风寒外邪，主治痹证、身痛、骨节肿痛；补之则能补肾助阳，祛风通络，主治气弱阳虚、腰腿疼痛等证。

（十二）长强

长强－大椎　长强－委中　长强－承山

长强又名营俞，源于《内经》“营在骶也”之说，为督脉络穴，别走任脉，为足少阴、少阳之会，能补脊里之血虚，为五痔之根，主治便血、尿血、呕血、二便不利。与大椎上下相配，补督脉之不足，主治肛脱、二便不通等证。配委中主治腰背痛，以及膀胱湿热下注之见有尿频尿急尿痛等证。配承山，也为膀胱经穴，脾气之街，主治痔漏、大便难、霍乱转筋、腰背疼痛、膝肿胫酸等证。

（十三）涌泉

涌泉－劳宫

涌泉为足少阴肾经之井穴，阴经之井穴属木，木为肝经所属，肝主筋，滋肾水可以柔肝木，故涌泉能缓急解痉，又能滋阴降火，醒神开窍。劳宫属心包经穴，性能善降，能清痰舒气，化滞降逆，开七情之郁结，并能清胸膈积热，导热下行。涌泉与劳宫相配，水火交融，心肾相交，故能宁心安神，醒神开窍，清热熄风，主治神昏、头眩、高热惊风或突然昏仆、中风不语等证。王乐亭老医生体会涌泉与劳宫两者相配，犹如牛黄清心之功效。

（十四）环跳

1. 环跳－阳陵泉　环跳－委中

环跳为足少阳胆经穴，且为胆经与膀胱经之会穴；膀胱与肾相表里，故能益肾气而固胞宫。肝也胆相表里，肝喜条达，胆欲疏通，且因太阳主表，少阳主枢，故有疏通宣散，调理气血，祛风胜湿，通阳助阳之效。阳陵泉同为足少阳胆经穴，又为筋之会。环跳与阳陵泉相配，能宣通经络，调理气血，祛风胜湿，舒筋利节，为治疗中风偏枯、下肢麻木不仁、筋挛拘急、腰腿疼痛、肢体废痿等证的常用配方。若环跳与委中相配，则能疏导胆经、膀胱经的经气；委中又能疏风利湿，功用与主治与环跳、阳陵泉类同。

2. 环跳－足三里　环跳－绝骨

环跳为胆经与膀胱经之会，故能调气理血，益肾固精，常用于治疗泌尿生殖系统病症。配合足三里，健脾益气，取其先天、后天互济之意。足三里益气之著，益气而通络；环跳疏风散寒，通经活络；两者相伍，颇有王清任补阳还五汤之寓意。气足则能以帅行，经通则能行血，补益之中以达通经活络之效。若环跳与绝骨相配，因为髓会绝骨，肾主髓，髓养骨，髓充则骨健，骨健则节利筋固；所以两者相配，通经活络舒筋利节，主治痹痿诸证以及气血不通、经络阻滞、麻木不仁、肢体废痿等证。

（十五）人中

1. 人中－合谷

人中又名水沟，为督脉，手足阳明三脉之会。人居天地之中，天气通于鼻，地气通于口，天食人以五气而鼻受之，地食人以五味而口受之。此穴位于鼻口之中，故名人中。其功能为通阳宣窍，开关解噤，安神定志；泻之能清热降逆，醒脑安神，主治卒中昏厥、口呙唇动、牙关紧闭、癫狂痫证、高热惊风、心神不安等证。人中与合谷相配，能开闭救急，醒神定志，使之转危为安，为针灸科常用之急救用穴。

例如，对于晕针的治疗。王乐亭老医生在几十年的外灸临床中，曾遇过多少晕针患者，但经过合理抢救无一例发生危险。他认为晕针可分为轻、重两种。轻者见有面色苍白，心中烦乱，治宜先刺人中、再给温开水，瞬间出汗即愈。重者多见于老年人或兼见他种病证者。据他回忆，过去有一老妇，素患高血压，坐位治疗，方用手足十二针，术后老妇面色苍白，目闭，四肢挺直，呼吸停止，遗尿。病者围观者均惊呼“人已死了，快起针吧”。王乐亭老医生却十分镇静，判定为晕针，遂急刺人中，并配合谷透劳宫、太冲透涌泉，5 分钟后，患者即口吐白沫，气回目睁而愈。另外，晕针与精神紧张也有关。

2. 人中 – 太冲

人中、太冲上下相配，人中开窍于上，太冲平逆于下，醒神开窍，平肝降逆，熄风止惊，主治肝风上扰、肝热惊风以及热病神昏、惊厥、热入心包或痰迷心窍、欲动肝风等；且能疏肝理气、安神定志，用于治疗肝郁不舒、心神不安、烦躁善怒、失眠少寐等证。

（十六）曲池

1. 曲池 – 合谷

曲池为手阳明大肠经之合穴，气血流注于此，甚为旺盛，功能为行气血，通经络，搜风祛湿。因为肺与大肠表里，故又能宣理肺气，清热肃肝；其性走而不守，故凡一切经络客邪、气血阻滞，皆可选用本穴。合谷为手阳明大肠经之原穴，轻清走表，升而能散。曲池、合谷二者相配，可谓珠联璧合，实为散风泄热，宣通气血，开关启闭，通经活络常用之要穴。因其宣散力著，故为清理上焦之妙法。

2. 曲池 – 阳陵泉　曲池 – 太冲

曲池为大肠经之合穴，喜游走而通达，通经活络。阳陵泉为胆经之合穴，搜风利胆，舒筋利节。曲池与阳陵泉二者相配，上下通导，经络疏峻，搜风祛湿，通行无阻，主治中风半身不遂、经络阻滞、气血不通等证。正如《百症赋》中说:“半身不遂，阳陵远达于曲池”，实为远程通经配穴之范例。曲池配太冲，则偏于通降下行，能清肝降逆，通经活络，主治肝气上逆、气机阻滞以及肝热生风、高热惊厥，颇有羚角钩藤之妙。曲池、太冲平肝解郁，故能治疗肝郁肺热、胸胁作痛，或热结胃肠、腹胀便浊、头痛如裂、烦急善怒等证。

3. 曲池－三阴交　曲池－内关

曲池、三阴交，一阴一阳，能调和阴阳，然而曲池善走，三阴交善守，恰相偶配，取长补短，气血双调，精气互补。另外，曲池又能清热搜风，因其游走善行，故能疏泄深入三阴之热邪，而清血中之伏热，搜肝木之风，行血中之气，通络活血，消肿止痛，主治腰腿肿痛和妇女崩漏、经闭、瘕聚、痞块等证。若能合理配伍，则可“着手成春”。曲池与内关也为阴阳相配，功能理血调气，清热养血，清心除烦，安神定志，稳妥可靠。

（十七）阳陵泉

1. 阳陵泉－绝骨　阳陵泉－太冲

阳陵泉为胆经之合穴，筋之会也。马丹阳《十二穴主治杂病》称赞该穴能主治膝肿麻木、冷痹偏风、足肢萎废等证，并且“针入六分止，神功妙不同”。其所以有神妙之功，乃因其为筋之会，胆之合穴故也。绝骨又名悬钟，为足三阳之大络，能养髓益精，充筋壮骨，健步强脑。因为筋会阳陵泉，髓会绝骨，故阳陵泉与绝骨两者相配，主治一切筋骨为病。因为气血精髓均会于此，刺两穴而功百倍。若阳陵泉与太冲相配，则偏于清泄肝胆，疏通肝气，主治肝气郁滞、肝气上冲等证。

2．阳陵泉－血海

阳陵泉性疏通沉降，血海养血调经。两者相配，疏气养血，活血调经，主治妇女月经不调、痛经等属于气血两虚或气滞血瘀者。因其能行气活血，故又主治气血不通、经络阻滞、筋脉不利等证，以期气血濡润，而达到养血荣筋之效。若由阳陵泉斜向内下透刺足三里，从木以疏土，降气通便，实有承气（大承气汤）之功，而无承气之峻，泻实折痰通便，效应迅捷，主治癫狂痫以及便秘等证。

3．阳陵泉－风市　阳陵泉－阴市

阳陵泉搜风祛湿，风市祛湿清热，搜风通络。两者相配，祛风胜湿，疏通经络，主治风痹肢麻、经络不通等证。而阴市为足阳明胃经穴，能祛风毒，通经络。阳陵泉与阴市相配，主治风邪侵袭肌肤、皮肤红肿瘙痒以及风疹瘖瘟等证。风市、阴市二穴，能祛风胜湿，通经活络，功效相近。正如《玉龙歌》所说："腿膝无力身乏难，原因风湿致伤残，倘知二市穴能灸，步履悠然渐自安。"

（十八）天突

1．天突－合谷　天突－列缺

天突为阴维任脉之会，既能调五脏之逆气，镇咳定喘降痰，又能治舌下急，瘖不能言。合谷功能清气分之热。天突与合谷相配，功能清热化痰，降逆定喘，主治痰热壅盛、气逆作喘或气急上逆等证。而列缺为肺经穴，功能调气机，助气化，益肺气；合谷与列缺表里相配，则能调补肺气，肃肺降气，适用于肺气虚而虚气上逆者。

王乐亭老医生针刺天突穴时，十分慎重，而且在进针之后要求沿胸骨后直刺，深度可达五分至一寸，甚而可达一寸半。但是要求临床诊断一定要明确，并且要全面地观察患者的情况。

2. 天突－中脘　天突－太溪　天突－太渊

天突化痰定喘镇咳；中脘健脾和胃化痰。盖“脾为生痰之源，肺为贮痰之器”。脾虚水湿不化，聚湿而生痰，肺气肃降，宣达布散，肺气不宣则水津不布，痰湿壅塞则上气咳喘。天突与中脘相配，天突治痰之标，中脘治痰之源，二者标本兼顾，相辅相成。太渊为手太阴肺经穴，功能祛风化痰，理气止咳。若与天突相配伍，理气止咳、化痰定喘之功显增。太渊又能补肺、润肺，故可用于肺虚作喘。若遇肾不纳气，肾虚作喘，则可选用天突、太溪为伍。因为太溪为足少阴肾经俞穴，亦为原穴，功能滋阴清热，益肾补虚。两者相配，肃肺降气，摄肾纳气，上下配合，甚为适宜。

（十九）太冲

太冲－涌泉　太冲－三阴交

太冲为足厥阴肝经俞穴，亦为原穴。肝经为多血之经，故能养血凉血，和肝敛阴。泻太冲，既能平肝降逆气，清肝热，泻肝火，通经行瘀，又能开关宣窍，平熄肝风。如太冲透涌泉，功能醒神开窍，力挽危急。若与三阴交相配，功能疏肝解郁，滋补肝肾，通中有补，补中有泻，二者相反相成，主治肝肾阴虚、心悸、失眠、烦躁以及阴虚火旺、虚阳上亢等证。

（二十）风市

风市－血海　风市－三阴交　风市－曲池

风市又名垂手，为足少阳胆经穴，能散风寒，清风热，祛风湿，搜风毒，专责下肢或全身之风邪为患。血海能补血清血，祛血中之湿热。风市与血海相配，能养血祛风，专治血虚受风诸证。另外，风市、血海两穴，前者偏于气分，后者偏于血分，两者相配，能搜索深入血分之风湿，故为治疗湿疡、风疹、痞瘤等证偏于湿盛者之常用配方。若与三阴交相配，能强化利湿、燥湿、祛湿之功，主治与风市、血海相同。若与曲池相配，则强化散风祛风之功，故能祛风湿，散风毒，主治风湿侵袭肌表而风偏盛者。概而言之，风市、曲池偏于走气分；风市、血海偏于走血分；风市、三阴交偏于走阴分。

（二十一）四缝

四缝－身柱　四缝－足三里

四缝穴在两手指中节横纹中央，挑刺可出黄白黏液，能开滞除积，消食启脾，通调气血，疏通脾胃。身柱为督脉穴，为人身之支柱，能强腰脊，壮阳气，有谓治疗小儿一切疾病之主穴，俗称“智利毛”，又能疏散解郁，宣通脾胃之气机。四缝与身柱相配，疏气解郁，主治小儿疳积。若四缝与足三里相配，则健脾和胃，消积解郁之功效显著。若四缝、身柱、足三里、三阴交四穴相配，挑四缝以开滞，针身柱以强身，补三阴交以健脾，补足三里以和胃。健脾和胃，解郁开滞，甚为合拍。

（二十二）魄户

魄户－魂门

魂门、魄户为足太阳膀胱经之肝俞、肺俞两旁之络穴。肝藏魂，肺藏魄，肝藏血，肺主气。气血不和则魂魄不交，以致心烦不寐，神志不宁，梦乱纷纭。足太阳膀胱经主表，统一身之阳气，脏腑之气皆通于太阳，而脏腑之俞皆在于背部，且与太阳膀胱经相通，犹如阳光之温煦照耀，气化功能得以协调，气血安和。所以，魂门、魄户相配，能调气血安心神，镇魂定魂。临床又可配合泻神门以清心安神，补三阴交以养血镇肝，效果更佳。

（二十三）劳宫

劳宫－足三里

劳宫又名掌中，为手厥阴心包经穴，性能善降，既能泻心火，平肝逆，清胸膈之热，理气化痰，又能醒神开窍，疏通筋脉，故为回阳九针穴之一，诸凡暴亡诸阳欲脱者，用之速效。关于劳宫穴，王乐亭老医生曾自编一刺劳宫歌诀："痰火心胸刺劳宫，小儿口疮针便轻，兼治鹅掌风症好，先补后泻效分明。"足三里能疏通胃肠，能升能降。劳宫与足三里相配，清泻心胃实火，平降逆气，开痞化痰，主治胃火上炎、心下痞闷、呕吐干哕、口舌生疮、大便干燥等证。

（二十四）肩髃

肩髃－曲池

肩髃为手阳明大肠经穴，且为手阳明、手太阳、阳跻之会，受诸阳之气，而行宣散通达之效，既能疏风利节，祛湿通络，又能清热宣散，故为治风之要穴。曲池性善游走通导，宣气行血，搜风逐邪。肩髃与曲池相配，祛风宣散之功倍加，故凡一切经络客邪，气血阻滞为病无不适用，使之经络舒畅，气血调和，邪去而正安。

（二十五）鱼际

鱼际－太溪

鱼际为手太阴肺经荥穴，既能清宣上焦，疏调肺气，又能清泻肺火，肃肺宁金。太溪为足少阴肾经俞穴，亦为原穴，功能补水中之土。鱼际、太溪相配，母子同伍，金水相生，使之水火交济，阴阳协调，滋阴液以润燥金，清肺火以祛外邪，实乃清燥救肺之法，主治肺肾不足、燥热恋肺所致之干咳、痰少、咽干、口燥等症，以及阴虚肺热、潮热盗汗、咯血、痰中带血等症。

（二十六）四神聪

四神聪－手足十二井

四神聪为经外奇穴，位于百会前后左右各一寸，能散风清热，醒神清脑，安神定志：若与手足十二井相配，能开关通窍，清热散风，平肝解痉，降逆镇静，主治急热惊风、肝风内动、中风昏厥、头痛眩晕、癫狂痫证。急救时，可以针刺放血，则疗效迅捷。用之得当，即刻转危为安。

（二十七）血海

1. 血海－足三里

血海为足太阴脾经穴，为血之会。脾能统血，脾之精血发于此，乃血之海也，故名血海。其功能为养血活血，理气祛瘀，理血调经，为治疗血病之要穴，主治崩漏带下、月经不调等证，又能祛湿止痒、活血消肿。血海与足三里相配，既能疏通气血，祛湿消肿，主治脾湿蕴热、腿膝肿痛、皮肤瘙痒、湿疡、肿疡等；又能疏调气血，益肾健脾，主治血虚肝旺、面白肢倦、脾肾不足而血压偏高者；将气海、血海、照海三海合用，效果亦佳。

2. 血海－三阴交　血海－太冲

血海、三阴交为同经二穴，相距不远，养血和血，补脾阴之不足，滋肝肾之阴亏。凡阴精虚亏，气血劳伤，中气不足，从阴求阳之用，以期阴平阳秘，气血充和。血海与太冲相配，则滋阴平肝，疏肝解郁，调和肝脾，主治阴虚肝旺、气滞经闭、痛经、血逆肝阳上亢等证。

（二十八）合谷

1. 合谷－足三里

合谷为手阳明大肠经之原穴，性能轻清走表，升而能散，上通头面诸窍，故既能宣通上焦，开关宣窍，泄热散风，行其清散之功，又能清气分之热邪；补之发汗解表，托邪外出；泻之清热止汗。足三里为足阳明胃经之合穴，若与合谷相配，手足二经相合，上下相配，虚者补之，实者泻之，专治中焦、上焦诸疾，擅长于调和胃肠，适用于胃肠不和、腹胀、恶心、吞酸、反胃等；既能升清气、降浊气，主治浊气上逆、头晕头痛、清窍失聪等；又能补中益气，主治气虚乏力、纳呆困倦、精神委顿等症。

2. 合谷－太冲

合谷、太冲名为四关。所谓“关”者，乃精华之所聚，要害之所处也。合谷为手阳明经之原穴，太冲为足厥阴肝经之原穴，二原相合，四关充盛，则精血气营满盈。合谷属阳、主气，太冲属阴、主血，“气为血之帅，血为气之母”，气血相合，阴阳和调。另外，合谷能升能散，太冲疏峻开导，主治七情六郁、癔病昏仆、癫狂痫证以及肝阳、肝风等证。故开四关以搜风祛湿，通经行瘀。

3. 合谷－内庭

合谷为手阳明大肠经之原穴，内庭为足阳明胃经之荥水。手足阳明相配，上下相合。合谷散热于上，内庭清热于下，既能共奏清泻肠胃蕴热之效，主治腹胀、纳呆、呕哕、腹气上攻、胃火牙痛、瘾疹、咽痛、颌面肿痛等证；又能散风通络，疏经和血，主治口眼㖞斜、四肢冷痛等症。

4. 合谷－三阴交

合谷，按照传统说法，对于妊娠妇人，可泻不可补，补即堕胎。三阴交治疗闭经，实证泻之立通，补之经盛则通，也可用于治疗妊娠胎动、横生、产后恶露不行等。可见补泻手法有异，治疗效应天壤悬殊。关于堕胎之说，《针灸大成》载有："宋太子出苑，逢妊妇诊女。徐文伯曰，一男一女。太子性急，欲视，文伯泻三阴交、补合谷，胎应针而下，果如文伯之诊。后世遂以三阴交、合谷为妊妇禁针。"对于此点临床多有争议，其焦点在于当时徐氏用针乃泻三阴交、补合谷而能堕胎。如果反其道而补三阴交、泻合谷，是否能够安胎？值得考虑。因为三阴交为肝、脾、肾三经之交会，主阴血，当补不当泻；而合谷为大肠经之原，大肠为肺之腑，主气，当泻不当补；徐氏之所以泻三阴交补合谷，源于血衰气旺之故，而补三阴交泻合谷则是血旺气衰之需。这些都是理论上的分析和推论。王乐亭老医生则遵照传统的概念，对于孕妇禁用此二穴相配，以免坏事。然而堕胎之效，因人而异，例如二十多年前，科内某人妊娠，欲用针刺堕胎，经过科内数人之手，屡用三阴交、合谷，后来连环跳也加上，腹部剧痛、宫缩明显，但是从未见红，胎儿安然无恙，足月问世。

5. 合谷－复溜

合谷为手阳明大肠经原穴，复溜为足少阴肾经穴，二者相配，止汗发汗，功效两全。合谷能升能散，又能清热，因为热清于内，无以熏蒸，故有汗能收。复溜属肾，能温肾中之阳，升膀胱之气，使之卫外藩篱得固，则营虚自汗能止。况且合谷升散宣窍，开泄表实，则无汗能发，使之热随汗解。盖发汗止汗乃卫外祛邪之表象，实质在于二者相配，功能宣达清解之故也。

（二十九）外关

外关－风市　外关－大椎

外头为手少阳三焦经之络穴，别走手厥阴心包，能调气活血，荣筋壮骨，疏通经络，通利关节，并能疏散表邪，散风止痛。因风性善行而数变，故以治游走风痛、时发时止者为佳。若与风市上下相配，能散周身之风，通周身之经，为治疗风病之重要配穴。若外关与大椎相配，则散风清热之功可以称雄。

（三十）绝骨

绝骨－风池　绝骨－肩井　绝骨－三阴交

绝骨又名悬钟，为足少阳胆经之大络，《难经》云："髓会绝骨"，故能益精养血，荣筋壮骨，健脑益智，强身健步。绝骨与曲池相配，则偏于祛风疏导，主治风邪外袭而致之头痛、项强、落枕等症。若绝骨与肩井相配，则散风之功倍增，主治肩臂风痹、麻木、疼痛，不能高举等症。绝骨与三阴交相配，则能养血荣筋，舒筋利节，主治血虚受风、肌肉麻木不仁、关节滞涩不利等症。

（三十一）中极

中极－归来　中极－三阴交　中极－太溪

中极为足三阴、任脉之会，膀胱之募，能调经养血，通利膀胱，主治男子阳气虚衰、小便频数、失精阳痿，女子下元虚冷、血结成块、经闭不通。临床多用于治疗妇科疾病。归来为足阳明胃气所发，能疏气止痛。中极与归来相配，能温散寒止痛，主治妇女痛经、寒凝经闭等症。中极与三阴交相配，滋补阴血，调经和血，主治阴血虚亏、闭经、痛经等证。中极与太溪相配，则能滋补肝肾，滋阴以配阳，使之阴阳平调，经血安顺。

（三十二）巨阙

巨阙－足三里　巨阙－天突

巨阙为任脉穴，心之募。心主血脉，心藏神，故能养血安神，宁心定志，又能行气活血止痛。巨阙与足三里相配，疏通血脉，平降逆气，长于统理中焦之逆气而解痉止痛。若见有胃脘剧痛不止，针中脘而不效者，改用巨阙、足三里可取速效。因其功能为疏通血脉，行气止痛，故又能治疗心血瘀阻、胸痹心痛、脉痹等证，但重点仍在于疏理中焦。若巨阙与天突相配，则可降逆化痰，利气定喘，主治胸胁憋闷、痰涎壅塞、气急上逆，偏于疏理上焦。因其功能为降逆安神定志，故又能治疗癫狂痫等神志诸疾。

（三十三）俞府

1．俞府－中府　俞府－太溪

俞府为足少阴肾经穴，与冲脉、肺经、胃经相连，能降冲逆之气，益肾气而助肺气，顺理肺肾之气。中府为手太阴肺经穴，既能补益肺气，又有宣肺降逆。俞府与中府相配，肺肾相配，金水相生；盖因肺主呼气，肾主纳气，肺气肃降条达顺畅，肾气充足摄纳有权，肺肾协调则呼吸平稳，喘咳无以由生。补俞府而泻中府，益肾降肺，主治肾虚作喘、肾不纳气、呼多吸少、动则作喘，以及肺肾同病、痰饮壅肺、咳嗽气逆等证。又因中府与脾经交会，故又能主治肺脾同病或脾肾同病诸证。若俞府与太溪相配，重在加强益肾固肾之功，主治肾虚作喘。若为久咳虚喘，选用俞府、中府、太溪三穴相配，则疗效更佳。

2. 俞府－乳根

俞府与冲脉相连，故能平冲降逆。乳根为足阳明胃经穴，能疏气和胃，清胃热通乳汁。俞府与乳根相配，能疏气降逆，和胃通乳，主治乳痈初起、乳汁不通、瘀乳结块、乳房胀痛等证；又能平逆降气，主治胸痛、满闷、咳逆上气、久嗽不止，屡用皆灵。正如《玉龙歌》所说："哮喘之症嗽痰多，若用金针疾自和，俞府乳根一样刺，气喘风痰渐渐磨。"

3. 俞府－太渊　俞府－尺泽

俞府益肾助肺。太渊为脉之会，肺之本，肺脉所注，故能补肺益气。俞府与太渊相配，肺肾双补，金水相生，主治肺肾阴亏、久嗽干咳或咯血、痰中带血、肺虚作喘、肺痨咯血、咽干、舌燥等症。尺泽为手太阴肺经合穴，能清泄肺热，利咽止痛。若俞府与尺泽相配，则能补肾泻肺，主治肾虚而肺热壅实、气逆咳喘、虚实夹杂等证。

（三十四）中府

1. 中府－太渊　中府－足三里

中府又名膺俞，为手太阴肺经，足太阴脾经二脉之会，又为肺之募。肺主周身之气，配合上廉为胸气之街，乃胸气通导之要道，故能主肺气为病。若与太渊相配，补益肺气，主治肺虚作喘或久咳不愈之属于肺气虚弱者。又因中府与脾经交会，肺主气，脾统血，故能气血双调。而太渊为手太阴肺经穴，脉之会也。肺经循行于前臂内侧，由于“经脉所过，主治所在”，故又为治疗上肢无脉证的常用配方。而足三里为足阳明胃经之合穴，中府为肺之募穴，足三里与中府相配，健脾补气而益肺，实乃培土生金之法。对于肺胃气虚诸证，用之最为相宜。

2. 中府－合谷

中府为肺之募穴，肺气之通道；合谷为大肠经之原，性喜升散，清轻走表；两者相合，表里相配。表热宜散，里热宜清。中府、合谷同伍而表里双解，主治表热未解、肺热壅实之症见高热、口渴、咽干、咳嗽、喘憋、痰多、便干、尿黄、苔黄、脉数者；临证所见表里俱热者，施之以表里双解之法，事半而功倍矣。

（三十五）委中

1. 委中－肾俞　委中－命门

委中又名血郄或郄中，为足太阳膀胱经之合穴，又为多血之经，多用以调气治血，主治腰背部风血滞诸痛。故有“腰背委中求”之说。委中配肾俞或配命门，前者为膀胱经穴与委中为同经穴，疏导经气，上下相济；肾俞为肾经之背俞穴，能补肾助先天；而命门为督脉穴，为阳中之阳，督脉贯脊入于里通于肾。故委中与肾俞、命门相配，均在于加强补肾助阳之功。腰为肾之府，肾虚则腰痛，日久则可累及下肢而致腰腿痛。上述配方专治肾虚腰痛，或肾虚受风所致之下半身冷痛、腿膝下肢麻木痹痛等症。

2. 委中－环跳－阳陵泉－绝骨

委中为膀胱经穴，环跳、阳陵泉、绝骨均为胆经穴，同处髋、膝、小腿下肢部。而委中能补足太阳膀胱经之气，以带动足少阳胆经之气，二阳之气相合，温通功力倍增，故能疏通下肢经脉，祛风逐邪，舒筋利节，强筋壮骨，为治疗下肢痹痿的常用配方。

3. 委中－承山　委中－昆仑

委中能理血调气；承山能和血祛湿，主治肠风脏毒、大便下血；两者相配，主治霍乱转筋、痔漏脏毒、肛门瘙痒以及腰背疼痛、膝肿胫酸、足跟疼痛等症。而昆仑、委中亦为同经穴，均为足三阳膀胱的经穴，能通调任督二脉与肾、膀胱二经，行气活血化瘀，疏通经脉，主治腰背腿痛而偏于腿痛为重者。

4. 委中－肝俞　委中－胃俞

委中为膀胱经穴。肝俞也为膀胱经穴，乃肝经之背部俞穴。肝主藏血，故其治在血。血虚善补肝阴，血燥能泻肝阳，风动能养血熄风，气滞能疏肝解郁。若与委中相配，则理气活血，疏通经络，又能养血荣筋，濡养筋骨，滑利关节。胃俞为六腑之大源，胃为仓廪之官，水谷之海，五脏六腑皆以赖养，胃虚能补，胃热能清，胃滞能泻，胃逆能平。若与委中相配，则能舒筋和胃，养后天以荣筋骨，助胃气以行气血，使之筋脉得养而经络得以疏通。

5. 委中－八髎

委中与八髎为同经穴。其中，上髎为足太阳膀胱、足少阳胆经之路，通阳固肾；次髎为足太阳膀胱之所结，阳气聚结于此；中髎为足太阳膀胱经、足厥阴肝经、足少阳胆经三脉之会；下髎为足太阳、足太阴、足厥阴、足少阳四经之会；双侧上、次、中、下髎合称八髎，其功能涉及膀胱、肝、胆、脾四经，能强腰壮筋，滋阴固肾，助阳益精，专治下焦诸证（亦即泌尿生殖系统疾患）。委中与八髎相配，主治肾虚腰痛、癃闭、遗尿、二便失禁、遗精阳痿、淋浊等病症。

6. 委中－曲泽

委中位于腘窝，曲泽位于肘窝，上下遥遥相对。两者相配，多用针刺放血为治。委中能治阴阳乖隔，升降不通所致之心腹绞痛，或欲吐不出、欲泻不得，或霍乱暴注等证。曲泽能降逆止泻，宣通开闭。委中、曲泽放血，主治呕吐腹泻、心腹绞痛、霍乱暴注（相当于急性肠胃炎）等症。

7. 委中－三阴交　委中－合谷

委中位于腘窝，为阳经穴；三阴交位于胫下，为阴经穴。两者阴阳相配，益气补血，养血荣筋，气足则能帅血，适用于气虚、血虚所致之经络阻滞不通见有腰腿疼痛者。古人云："若欲通之，必先充之。"此乃先充而使气血流通之绝妙配伍，临证不可轻视。而合谷则性升散，以通为主。委中与合谷相配，立足于通调经气，疏通脉络，行气活血。

8. 委中一人中　委中－后溪

委中为膀胱经穴，人中为督脉穴，两者以阳从阳，上下背持，但以走督脉为主，膀胱行于督脉之两旁，上督下导，阳气得以通畅，主治急性腰扭伤局部剧痛不能转侧者，针委中、人中疗效迅捷。但是，对于慢性腰腿疼痛，并非如此。若委中与后溪相配，因为后溪为八脉交会穴之一，通于督脉则功用与委中、人中相同，均可获立竿见影之效。

（三十六）风池

1. 风池－风门

风池为足少阳胆经穴，为手足少阳、阳维、阳跻之会，四阳之气均交会于此，故能发散风邪，祛除表邪，又能平肝胆之逆气，清泻肝胆之郁火，清头窍，醒神定痛。风门为足太阳膀胱经与督脉之会，亦即诸阳聚会之处，故能泻诸阳之邪热，散一切风邪。风池、风门同伍，则疏散风邪之力无以类比，诸凡风邪在表者均可使用。同时，风门又能泄诸阳之热毒，故又能治疗背部痈疖肿毒、疮疡等外科病证。故“此穴能泻一身热气”者，并非虚传。

2. 风池－肺俞　风池－大椎

风池能散风。肺俞，为肺脏之背部俞穴，又为肺气之街，能宣能散，能补能敛，主一身之气，喜宣达肃降而不耐邪。风池与肺俞相配，能宣散肺卫之邪，祛风宣肺，效力直捷。若风池与大椎相配，强化清热之功，宣中有清，清中有散，边宣边清，适用于风热袭于肺卫。若毒热炽盛，则可大椎放血，取效更快。

3. 风池－阳陵泉　风池－太冲

风池位于脑后风府穴之外侧，阳陵泉位于膝下足三里之外侧，均为人身之外侧界面，同为足少阳胆经之穴而上下相配，能上通下达，祛散风邪，疏通经络，为治疗风痹之常用配方。太冲为肝经之俞穴，功能开关宣窍，平肝搜风降逆，风池与太冲则为表里相配，散肝风，泻肝阳，主治头眩、脑胀、面赤、耳鸣以及肝阳上亢、肝风上扰等证。

（三十七）通里

1. 通里－列缺　通里－心俞　通里－囟会

通里为手少阴心经之络穴，别走入手太阳小肠经，还别走入足阳明之大络虚里。心主血脉，心藏神，功能为明神益智，清脑宁神。通里配列缺，宣通气机，疏调经络，主治中风不语、神志呆痴，或脑炎后遗症神智失聪、小儿发育不良、五迟等证；若配心俞，则养心血，益心神，健脑益髓增智慧；若配囟会，因心经通于囟会，故能益智聪慧，明神清脑，主治与以上两组配穴类同。

2. 通里－三阴交　通里－足三里

通里为心经穴，能宁心安神；三阴交为脾经穴，能益脾养血；两者同伍，补益心脾，养血安神，主治心脾两虚、心神不安、心悸、怔忡、失眠不寐、多梦、倦怠、纳呆等证，犹如人参归脾（丸）之效。通里、足三里相配，则能健脾和胃，疏气调中，养血安神。盖因“胃不和则卧不安”，足三里能疏调中焦，使胃气和畅，心神不治而安。

（三十八）天柱

天柱－风池　天柱－大杼　天柱－合谷

天柱为足太阳膀胱经穴，为治疗气病之枢纽，气乱者能调，气虚者能补，气郁者能舒，气滞者能行、能散，气逆者能顺、能降，气结者能通、能破。天柱配风池，能宣散祛风，发表通阳，主治外邪束表诸证；配大杼宣散肃肺，又能疏理五脏之气机。正如李东垣所说：“五脏气乱于头者，取之天柱、大杼，不补不泻，以导气而已。”足太阳膀胱经，因其能统周身之阳气而得名；五脏之俞穴，皆在背部，五脏之气又通于太阳，故刺天柱以调五脏，实乃抓住要害，牵动全局之举。天柱配合谷，升散疏表，可奏奇功。

（三十九）翳风

翳风－听会－中渚　翳风－阳陵泉　翳风－太冲

翳风为手少阳三焦经、足少阳胆经之会，手足少阳经专走偏头偏身，能疏解少阳枢机，祛半表半里之邪，清头面之客风，疏颈项之络阻，并能调气活血，逐瘀散结。听会为足少阳胆经穴，与足厥阴肝经相表里，能通耳窍，祛面风。中渚为手少阳三焦之俞穴，能祛头风，开耳窍，定眩止痛。翳风、听会、中渚三者相配，能祛头面之风，清上焦之热，开耳窍，增听力，定眩止晕，散风止痛，主治耳聋、耳鸣、头晕目眩以及西医所谓梅尼埃综合征等。若翳风与阳陵泉相配，则能平肝降火，疏泄肝胆之经，主治肝火上升、耳鸣、耳聋、眩晕等症。若翳风与太冲相配，则降火泻火之力更著。若为阴虚阳亢所致上述诸证，则可加补复溜、三阴交，以滋阴益精，取其养阴平肝之效。

（四十）犊鼻

1. 犊鼻－膝眼－阳陵泉

犊鼻为足阳明胃经穴，原来位于髌骨前外侧凹陷处，又名外膝眼，其功能为祛风散寒，行湿通经。膝眼系指内膝眼，又名内犊鼻，为经外奇穴，能搜膝关节之风邪。阳陵泉为胆经合穴，筋之会。犊鼻、

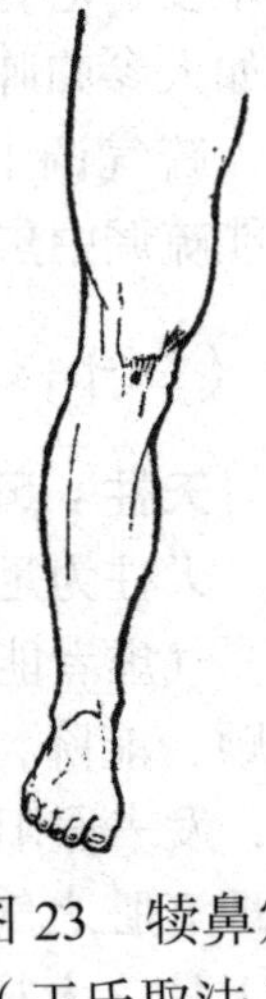

图 23　犊鼻穴（王氏取法）

膝眼、阳陵泉三穴相配，散风通经，利节疏筋，祛湿活络，主治风寒湿邪痹阻膝髌而作痛者。王乐亭老医生所取犊鼻在髌骨下缘，正对髌下韧带处，而不在外膝眼部，因其部形像牛鼻梁，顾名思义称之为犊鼻（图22）。由于临床效果较好，所以已成为他的经验取穴法。

2. 犊鼻－鹤顶－足三里

犊鼻原为足阳明经穴，鹤顶为经外奇穴，在髌骨上缘中央凹陷处，二穴相配主治鹤膝风。配足阳明经以加强疏通气血之功。王乐亭老医生治疗风湿痹阻膝关节而作痛者，均配以足三里；因为阳明经为多气多血之经，足三里为气血汇合之处，治痹先宣通气血，气血流行则痹阻可通，风湿之邪足以驱散。

（四十一）三肩

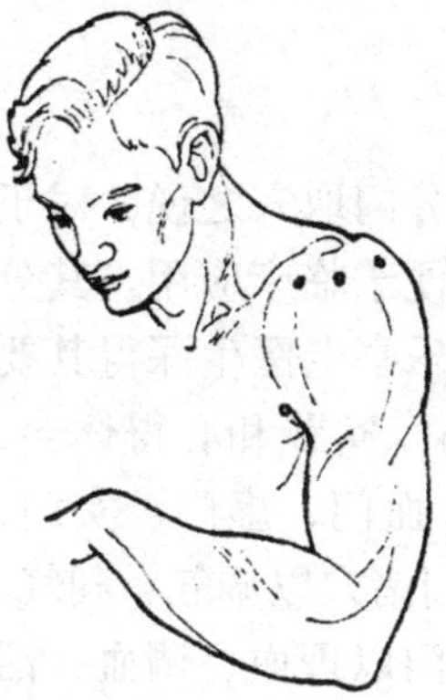

图23　三肩穴
（王氏取法）

1. 三肩－腋缝－内关

三肩为肩髎、肩贞、肩髃之统称。肩髃为手阳明经穴，且为手阳明、手太阳、阳跻三脉之会，功能为疏风利节，清热降逆祛湿，主治风热、风瘘、风瘫、偏风、半身不遂等证。肩贞为手太阳小肠经穴，主治风痹手足麻木、上臂不能高举。肩髎为手少阳三焦经穴，专治漏肩风。三肩穴系在肩关节的前、中、后部为肩关节为枢纽，配合腋缝、内关从阴引阳（图23）；内关为心包经穴，主血脉；腋缝为经外奇穴，位于前臂之腋缝处，亦位于心包经路线之上，故有活血、行血、通脉的作用。三肩与腋缝、内关相配，适用于肩臂顽痹、中风半身不遂、肩臂不能抬举、屈肘不利等证。王乐亭老医生对于三肩的独特的取法，是沿着肩峰与肱骨头交界处的前、中、后三点，与原来的位置有所不同，原来的肩髃称为肩贞，原来的肩髎称为肩髎，原来肩前无穴而取作肩髃。因为手三阳经在肩部的经气均合于肩关节之处，疏筋利节之功较原来取穴法为强。

2. 三肩–曲池–合谷

三肩、曲池、合谷，均位于上肢肩肘、手、大关节之处。肩髃、曲池、合谷为阳明经穴，肩贞为小肠经穴，肩髎为三焦经穴，诸穴相配，宣通气血，搜风利节。三肩搜肩部之风，曲池祛肘部之风，合谷宣散全身之风，凡外感诸邪痹阻经络、肩凝不举、肘臂挛急、手指屈伸不利，以及中风半身不遂等证，取之应如桴鼓。

三、分门取穴简介

对于穴性的理解，古代医书中曾有分门取穴之说，对于某个腧穴的功能、特点叙述简明扼要，便于临床应用。其分类方法，有似中药或方剂按门归类。王乐亭老医生深得其要旨，参阅多种书籍之后，结合自己的临床实践和心得体会，初步拟定分门取穴简表，共分为气门、血门、虚门、实门、寒门、热门、风门、湿门共计八门。气门诸穴以调气、利气、行气、理气为主，功能为治疗气病；血门以理血、调血、活血、破血为主，功能为治疗血病；实门，以泻脏腑之实邪为主；虚门，以补脏腑气血功能为主；寒门以温中、温阳散寒为主；热门以清热泻火为主；风门以搜风祛风为主；湿门以祛湿、化湿、燥湿、利湿为主。由于补泻手法不同，所以在分门时，同为一穴，可有不同的功能，分别列表如下。

分门	穴　名	功　能	穴　名	功　能
气门	大椎	调和卫气	天柱	调理诸阳之气
	肩井	利胆降逆气	尺泽	调理肺气
	缺盆	开胸降气	天突	降肺气，开气机
	气户	宽胸利气	陷谷	调理胃气
	云门	开胸顺气	巨骨	开肺气，降逆气
	中脘	升清降浊，调理胃气	中府	调理肺气
	气海	振奋阳气，调和阴气	太冲	降逆气
	合谷	升气，降气，行气，宜气	隐白	升阳益气
	足三里	升气降气，调理中气	大陵	调心气，降浊气
	复溜	护卫气，固肾气	曲池	行血中之气
	神门	疏理心气	大包	运行腑气
	膻中	升脾气，降胃气	公孙	运脾气和胃气
	京门	护卫气，固肾气	水道	疏通三焦，膀胱之气
	通谷	理五脏之气	阳陵泉	行气导滞，降肝胆之逆气
	天枢	调理胃肠之气	太渊	通脉气，利肺气，降逆气

续表

分门	穴 名	功 能	穴 名	功 能
气门	肩髃	舒理肺经之气	俞府	开胸气，降冲气
血门	曲池	调血行血活血	隐白	活血止血，调经理血
	曲泽	清肺胃，止呕血	血海	调血补血
	三阴交	通经行血，养阴补血	交信	调经活血
	委中	清血，凉血，活血	昆仑	降血，下血
	曲泉	凉血，清血，养血，活血	涌泉	引血，行血
	太冲	通经行血，养血凉血	膈俞	统理诸血
	行间	行瘀破血，降血清血	大椎	活血散瘀
	上星	行血止血，止口鼻衄血	承浆	宣通气血
	间使	行血活血	中极	调经理血，止血
	足三里	补血活血，清血理血	气海	益气行血，活血泻血
虚门	气海	补气益阳，固精益肾	关元	固下元，益精血
	神阙（灸）	补气血，益肾精	中极	益精补气血

续表

分门	穴　名	功　能	穴　名	功　能
虚门	中脘	补中益气，益胃升阳	曲骨	补真气，益精髓
	足三里	健脾益气，调补气血	上巨虚	益气养血
	三阴交	补阴和阳，益气养血	解溪	益气养胃
	阴陵泉	补脾滋阴，养血固精	下巨虚	益气养血
	地机	健脾补中，益阴固精	公孙	健脾补中，益气升阳
	涌泉	补肾益精，滋阴固肾	隐白	健脾补中，益气升阳
	章门	补五脏益气血	复溜	滋阴补肾，兴阳固精
	太溪	益气升阳，滋阴补肾	交信	滋阴补肾
	然谷	益肾升阳	照海	养阴益肾
	蠡沟	补肝养血	上廉	益胃，健脾
	水泉	养阴益肾	神门	养血安神
	太渊	养阴补肺润肺	大敦	益经气
	曲泉	养肝补血	通里	益智固肾
实门	少冲	泻心	少商	泻肺
	神门	泻心	鱼际	泻肺
	通里	泻心	列缺	泻肺
	然谷	泻肾	尺泽	泻肺

续表

分门	穴名	功能	穴名	功能
实门	太溪	泻肾	肺俞	泻肺
	涌泉	泻肾	行间	泻肝胆
	中冲	泻心包	太冲	泻肝胆
	劳宫	泻心包	中封	泻肝胆
	大陵	泻心包	蠡沟	泻肝胆
	内关	泻心包	公孙	泻脾
	曲泽	泻心包	商丘	泻脾
	丰隆	泻胃通腑	期门	泻血结，破血瘀
	关冲	泻三焦	委中	（放血）泻膀胱大小肠经热
	外关	泻三焦	曲泽	（放血）泻胸、胃、心、头、身热
	支沟	泻三焦	足三里	泻胃降浊
	阳陵泉	泻胆通腑	曲池	泻周身经脉及皮肤肌热
	上脘	利胸膈，通腑导滞	内关	醒神开闭
	天枢	通肠导滞	灵台	泻肺降气

续表

分门	穴　名	功　能	穴　名	功　能
寒门	中脘	温中暖胃，祛内寒	三阴交	温中下焦，暖血寒
	气海	温中散寒，暖肠胃	阳陵泉	温经，暖膝寒
	关元	温下焦，暖子官	曲泉	理血寒，暖中焦
	大椎	发散表寒	隐白	温脾暖中，壮阳散寒
	归来	温下元，暖肝寒	然谷	温下元，助命火
	大敦	暖肝寒，温下元	后溪	发散表寒
	足三里	温中散寒，暖胃肠	膏肓	温经散寒，祛背寒
	肾俞	温肾，暖下焦	涌泉	温肾助阳
	章门	温暖脏寒	曲池	温经散寒，祛肘寒
	列缺	温肺经之气	公孙	温中暖腹
	神阙	（灸）温中暖胃肠，助阳散寒	膻中	暖胸散寒
	百会	助阳散头寒	厉兑	温胃暖中焦
热门	少府	清心热	尺泽	清肺热
	神门	清心热，清血热	鱼际	清肺热，利气
	通里	清心热	肺俞	清肺热
	劳宫	清心膈热，清热理气	百会	清实热

续表

分门	穴 名	功 能	穴 名	功 能
热门	大陵	清心胸热	上星	清气热，清头、目、鼻中热
	内关	清心包热，解胸中热	攒竹	清头目热
	中枢	清胃解热	水道	清三焦膀胱肾热
	承山	清血热	前谷	清热散表
	太阳	（刺血）清头目热，清气热	命门	清五脏及身热
	风门	清热祛风，清胸背热	太冲	清血热
	曲池	清血分及头面诸窍热	行间	清泻肝热
	合谷	清气分热及头面诸窍热	阳陵泉	清肝胆热
	支沟	清三焦热，泄腑热	足三里	清六腑热
	悬钟	清三阳及脑髓热	三阴交	清血热，平肝热
	大椎	清表热，清骨蒸痨热	上脘	清心胃热
	大杼	清骨蒸劳热	上廉	清胃肠热
	天枢	清大肠热	解溪	清胃热
	丰隆	清肠胃热，清痰热	期门	清血室热
	金津玉液	（放血）清心肺胃热	曲泽	（放血）清血泻心，解暑热
	少商	清口鼻、咽喉热	委中	（放血）清血大肠，膀胱热
	然谷	清肾、膀胱热	后溪	清表热

续表

分门	穴名	功能	穴名	功能
风门	百会	祛风邪，治头顶风	肩髃	祛周身四肢经络风邪
	风府	祛周身风邪，治头风	曲池	祛周身四肢血脉风邪
	风池	祛外风，治颈项风	八邪	祛风邪，治手臂风
	风门	祛风邪，治腰背风，平肝风	水沟	熄内风，祛外风，治中风，头面风
	秉风	祛风邪，治肩胛风	环跳	祛四肢腰腿经络之风邪
	翳风	祛风邪，治面及耳部风邪	阳陵泉	舒筋利节，搜四肢经络风邪
	风市	祛风邪，治腰腿风	委中	祛经络风邪，治头项腰背腿膝之风
	八风	祛风邪，治腿脚风	足三里	搜周身四肢之风邪，熄内风
	囟会	祛风寒，治鼻塞头风	三阴交	祛血中风邪及全身四肢之风
	大敦	舒筋祛风	阳辅	搜四肢之风邪
	颊车	祛口面邪风	行间	祛膝间风
	承浆	祛口面邪风	劳宫	祛手掌风
	鱼际	清肺祛风邪	少商	祛风熄风，治小儿喉风
	然谷	熄风，治撮口脐风	膝关	祛腿膝风邪

续表

分门	穴名	功能	穴名	功能
湿门	中脘	燥湿、化湿、行湿	阴市	祛湿
	足三里	祛湿、渗湿、燥湿	复溜	化湿、燥湿
	三阴交	化湿、行湿、理湿	昆仑	行湿
	胃俞	渗湿、化湿	涌泉	燥湿
	上廉	燥湿、祛湿	二间	行湿、利湿
	下廉	渗湿、燥湿	中府	利湿、化湿
	委中	利湿、解暑湿	太白	化湿、渗湿
	悬钟	祛湿、利湿	伏兔	利风湿
	阳陵泉	行湿	风市	利风湿
	内关	利湿	公孙	化湿、利湿
	曲池	行湿、清湿、化湿	曲骨	燥湿
	太溪	渗湿、利湿	石门	行湿
	然谷	燥湿	气海	化湿、利湿
	阴陵泉	利湿	中极	利湿、燥湿
	胃俞	利湿、化湿		

验方集锦

王乐亭老医生在半个多世纪的针灸临床实践中，除重复使用和验证前人所遗留下来的针灸处方和经验配穴外，自己也摸索了一些行之有效的针灸处方。为了便于推广和查阅，把以上所涉及的针灸处方和在治疗常见病证中惯用的配方，汇集在一起，称之为《验方集锦》，并分为“经验方选”和“辨证配方”两部分。

一、经验方选

经验方选：是指王乐亭老医生本人从临床实践中摸索出来的，通过反复验证行之有效而且比较定型的经验方，共计31个。列表简述其组成（凡有双穴者均取其双，不再注明）、功用与适应证。

方名	组成	功用	适应证
老十针方	上脘　中脘　下脘 气海　天枢　足三里 内关	调中健脾 理气和血 升清降浊 调理肠胃	一切胃肠病，中风后遗半身不遂，虚劳损伤，外伤性截瘫，月经不调，癫痫诸证
老实针	章门　中脘　气海 天枢　足三里　内关	补中益气 温中散寒 扶正固本	脾胃不和，脾虚、胃弱、中阳不足等胃肠道病证

续表

方 名	组 成	功 用	适 应 证
手足十二针方	曲池 内关 合谷 阳陵泉 足三里 三阴交	调和阴阳 通经活络 调气和血 清热开窍	半身不遂，高血压病，瘫痪痹证等
督脉十三针方	百会 风府 大椎 陶道 身柱 神道 至阳 筋缩 脊中 悬枢 命门 背阳关 长强	疏通督脉 补髓健脑	半身不遂，各种瘫痿，癫狂痫证，风寒湿痹
王氏夹脊方	由第2胸椎下缘两侧旁开三分，隔一椎取一穴，直至腰4左右，共十六穴	疏导阳气 调理脏腑	半身不遂，各种瘫痿，腰脊疼痛，胃肠疾患，带状疱疹，哮喘，咳嗽
五脏俞加膈俞方	肺俞 心俞 膈俞 肝俞 脾俞 肾俞	调补五脏 益气和血	虚损劳伤，半身不遂，癫狂痫证，月经不调，脏躁证，咯血，便血
十二透穴方	肩髃透臂臑，腋缝透胛缝，曲池透少海，外关透内关，合谷透劳宫，阳池透大陵，环跳透风市，阳关透曲泉，阳陵泉透阴陵泉，绝骨透三阴交，丘墟透申脉，太冲透涌泉	舒缓，润柔利肩、肘、掌指、髋、踝诸关节	中风后遗症，痹证，各种瘫痪病程日久者

续表

方名	组成	功用	适应证
牵正方	水沟　承浆　地仓 颊车　颧髎　阳白 四白　大迎　合谷	祛风牵正 通经活络	口眼㖞斜
牵正透刺方	阳白透鱼腰， 攒竹透丝竹空， 四白透承泣， 风池透风府， 太阳透颧髎， 禾髎透巨髎， 地仓透颊车	通经活络 祛风牵正	口眼㖞斜日久重症
纠偏方	百会　风府　风池 肩髃　曲池　环跳 委中　阳陵泉　悬钟 太冲	通经活络 舒筋利节	偏瘫
开闭方 1	百会　四神聪 手足十二井放血	醒神开窍 平肝泻热 祛痰逐瘀	中风神昏，病情危重者
开闭方 2	人中　承浆　风池 风府　合谷　太冲	醒神开窍 滋阴清热	中风神昏
开闭方 3	劳宫　涌泉	清心泄热 安神定志	神昏，高热
回阳固脱方	神阙（灸）气海（灸） 关元（灸）　百会 内关　足三里 涌泉	回阳固脱	神昏，脱证

续表

方 名	组 成	功 用	适 应 证
任 脉 十二针方	承浆 廉泉 天突 紫宫 膻中 鸠尾 上脘 中脘 下脘 气海 关元 中极	补阴济阳 调和肠胃	中风半身不遂，脾胃不和，痰湿壅盛，下焦疾患
头痛八针	百会 风府 风池 太阳 合谷	通经活络 扶正祛邪 疏风止痛	各种头痛
腰痛八针	腰阳关 命门 肾俞 大肠俞 委中	祛邪疏表 通经止痛 固本强腰	各种腰痛
养 阴 清肺方	鱼际、太溪	养阴润肺	肺痨，咳喘
平 喘 化痰方	天突 俞府 乳根	平喘，止嗽，化痰	咳喘，气逆，痰湿内阻
十 全 大补方	章门 足三里 内关 中脘 三阴交 太冲 关元 曲池 阳陵泉 合谷	补气血， 健脾胃， 养心气， 滋肝肾， 通经络	气血虚弱， 脾肺不足， 肝肾亏损
六腑俞方	胆俞 胃腧 三焦俞 大肠俞 小肠俞 膀胱俞	运化水谷 调理六腑	半身不遂，六腑不和
刺募方	中府 膻中 巨阙 期门 章门 天枢 中脘 关元 中极	调理脏腑 益气和营	中风半身不遂，截瘫日久，肝胃不和，脾胃阳虚，肝胆湿热，虚损劳伤
肩凝方	肩髃 肩髎 肩贞 腋缝	祛风活络 舒筋止痛	肩部疾患

续表

方名	组成	功用	适应证
鹤膝风方	鹤顶　内膝眼 外膝眼　犊鼻	祛风活络 舒筋利节 行痹止痛	膝部疾患
治　瘫 十一法 第4组方	八髎（左右两侧之上髎、次髎、中髎、下髎）环跳　承扶　殷门　委中　承山　昆仑　涌泉	调节州都 强筋健步	外伤性截瘫及下肢病症
治　瘫 十一法 第5组方	巨阙　中脘　下脘 气海　关元　中极 梁门　天枢　水道 章门	育阴固本 舒肝和胃	外伤性截瘫
治　瘫 十一法 第6组方	气冲　髀关　伏兔 犊鼻　足三里　上巨虚　下巨虚　解溪 陷谷　内庭　三阴交	调胃健脾 养血荣筋	外伤性截瘫
治　瘫 十一法 第7组方	带脉　居髎　风市 阳陵泉　阳交 光明　悬钟　丘墟 足临泣　侠溪 太冲	强筋壮骨 疏利关节	外伤性截瘫及下肢病症
治　瘫 十一法 第8组方	气冲　阴廉　箕门 阴陵泉　三阴交 照海　太冲	滋阴养血 缓痉熄风	外伤性截瘫
治　瘫 十一法 第9组方	肩髃　肩贞　曲池 三阳络　郄门 合谷　阳池　中渚	疏导阳气 通调血脉	外伤性截瘫及上肢瘫痪
治　瘫 十一法 第10组方	巨骨　腋缝　侠白 尺泽　支沟　神门 大陵	养血安神 柔筋通络	外伤性截瘫（治上肢瘫）

二、辨证配方

辨证配方，以王乐亭老医生根据临床病证所选用的配方为数较多，基本上可以反映出他的临床治疗特点和配穴规律，经过精选，按病位、病证分类，列表如下。

1. 按病位分类

证　类	证　候	处　方
头部	正头痛	百会　神庭　太阳　风池　合谷
	左偏头痛	左丝竹空透率谷　风池透风府 三阴交　阳陵泉　太冲
	内伤头痛	百会　风府　囟会　神庭　合谷 三阴交　太渊　太冲
	外感头痛	百会　风府　大椎　曲池　风池 合谷
	头连额痛	神庭　印堂　阳白　攒竹
	两额角痛	头维　悬颅　列缺
	两鬓角痛	太阳　曲鬓　合谷
	头连眼痛	睛明　攒竹　神庭　头维
	头连牙痛	承浆　风府　二间　足三里　太溪
	头痛如破	大椎　命门
	头痛如锥刺	头窍阴　曲池　合谷
	头痛呕吐目眩	神庭　印堂　攒竹
	风寒头痛	风府　大椎　风池　合谷
	伤食头痛	中脘　内关　足三里　解溪

续表

证类	证候	处方
头部	头痛时发时止	灸中脘　五十壮
	气虚头痛	太阳　太渊　合谷　三阴交
	头痛久治不愈	灸中脘五十壮，再灸关元五百壮 每日十五壮，满数为止
	湿热头痛	神门　腕骨　通里　百会　神庭
	寒湿头痛	复溜　通谷　涌泉　四神聪
	血虚头痛	曲泉　三阴交　太冲　涌泉
	眉棱颧颊痛（三叉神经痛）	第一支：印堂　攒竹　阳白　至阴 第二支：四白　下关　巨髎　瞳子髎 内庭 第三支：承浆　地仓　颊车　听会 合谷 配穴：睛明　迎香　翳风　合谷 太冲
	头晕不能转动者	刺手足十二井出血　神庭
	面部四肢皆浮肿	合谷　太冲　灸水分　气海　各七壮
耳部	耳鸣（实证）	1组：百会　风池　听宫　头维 中渚　肝俞 2组：翳风　耳门　临泣　外关 曲池　合谷　迎香 或心俞灸三十壮 或客主人　少商

续表

证　类	证　　候	处　　方
耳部	耳鸣（虚证）	肾俞　太溪 或耳门 翳风 肾虚加太溪，风热加风池、合谷
耳部	耳聋	肾俞灸十四壮，不愈随年壮或风池 翳风　侠溪　听宫　肾俞　复溜 或天柱　大杼　天井　天容
	耳鸣，耳聋	曲池　合谷　外关　听会　翳风
眼部	目视晾晾	目窗　光明
	目睛痛	中脘　内庭　睛明
	目斜视	1 组：睛明　瞳子髎　客主人　曲鬓 2 组：悬颅　悬厘　临泣　目窗　角孙　丝竹空
	暴发火眼	①太阳　攒竹　少泽　均放血 ②耳尖放血 ③针刺；曲池　风池　合谷　足三里　行间
	视物不清	①睛明　攒竹　太阳　合谷　光明　太溪 ②五脏俞加膈俞
	火热眼痛	八关八穴　针刺出血即愈（在手十指歧骨处）
	眼生翳膜	后溪　睛明　阳白　太冲 或　耳尖　鱼腰
	夜盲症	主穴：1 组：太阳　攒竹　肝俞 2 组：五脏俞加膈俞 配穴：命门　足三里　三阴交　太冲 灸：肝俞七壮，大小骨空各一壮

续表

证类	证候	处方
鼻部	鼻塞不闻香臭	迎香　上星　合谷　不愈者灸大椎　风门　肺俞
	鼻衄	前顶　囟会　神庭　鱼际　合谷　通天
	鼻渊	人中　迎香　合谷　风府　上星　鱼际
口部	口唇生疮	劳宫　下巨虚　隐白　人中 或　太冲　劳宫 或　委中　后溪
	唇吻不收	合谷　足三里　人中　承浆
	口苦	神门　然谷　足三里　绝骨
	口噤不开	上关　颊车
齿部	上牙痛	灸足三里七壮　针下关　颧髎
	胃火牙痛	承浆　颧髎　颊车　合谷　内庭
	风热牙痛	承浆　颧髎　颊车　合谷　内庭　风池　曲池
	肾虚牙痛	承浆　颧髎　颊车　合谷　内庭　太溪
	下牙痛 上下牙痛	合谷　颊车　大迎　中渚
舌喉部	舌胀满口	刺金津、玉液（肿胀明显者，放血宜多）
	喉痹，舌卷，口干	关冲

续表

证类	证候	处方
舌喉部	咽喉肿痛	针刺十二井出血　曲池　合谷 鱼际　内关　颊车
	咽喉内外肿闭	上方不效时，再刺金津、玉液出血；丰隆　阳陵　天突　照海　神门 气舍
	舌缓不语	百会　风府　廉泉　合谷
	舌强不语	百会　哑门　曲池　中冲
	舌强重舌	神门　隐白　三阴交　滑肉门
颈项部	项强	风府　风池　风门　肩井
	项瘿	肩井　曲池
	落枕	悬钟　肩井　风池 或大椎　风府　风池　肩井　列缺 或绝骨　阳陵泉
胸腹部	胸痛彻背	膻中　中府　大杼　风门　肺俞
	膈肌痉挛	攒竹　巨阙　左幽门　左章门 右合谷　灸膻中
	胸腹胁肋痛	支沟　关元　中极
	奔豚气串痛	期门　关元　中极
	腹鸣上气冲胸	气海　足三里　上巨虚　天枢
	少腹痛	灸气海七壮　关元十余壮
	少腹肿痛，小便不利	气海　关元　中极　曲骨　三阴交
	小腹痛掣腰脊、冲心，扯睾而痛	气海　关元　下巨虚　行间 大敦
肩背部	肩背不能抬	曲池　臂臑　臑会　三肩（肩髃、肩髎、肩贞）
	肩胛痛	肩井　支沟　天宗　秉风

续表

证类	证候	处方
上肢部	五指皆痛	外关　阳池　合谷
	肘臂腕痛	前谷　液门　中渚
	肘痛不能屈伸	天井　尺泽　曲池
	手腕无力	曲池　尺泽　腕骨
	手指拘挛	二间　前谷　大陵
	手腕动摇	曲池　间使　少海　少府
	肘节酸痛	曲池透少海　小海　肘尖　手三里　天井
	上肢无力	肩髃　曲池　手三里　合谷
	心烦乱手颤	少海　内关　腕骨
	两手腕酸痛握物难	肩髃　曲池　合谷　腕骨
	手臂颤动	曲泽　神门　太冲
腰腿部	腰痛	环跳　委中　连背痛加昆仑

续表

证 类	证 候	处 方
腰腿部	闪挫腰痛	人中　后溪
	气血瘀滞腰痛	委中放血　膈俞放血
	风寒湿腰痛（久病）	灸腰俞五十壮　针命门　肾俞
	腰腿痛	腕骨　足三里　环跳　委中
	腰髋疼痛转侧难	曲池　环跳　委中
	肢体麻木	曲池　环跳
	腰脊强痛不得俯仰	大肠俞　关元俞　委中
	腰股痛	血海　风市　环跳　阳陵泉
	腰背痛	命门　肾俞　肝俞　胆俞 膀胱俞
	腰背痛，尿浊	①肾俞　膀胱俞　委中　次髎 ②气海　章门
	风寒湿痹日久	八髎（上髎　次髎　中髎　下髎）委中　昆仑
下肢部	鹤膝风	先针：曲池　阳陵泉　犊鼻 继针：膝关　膝眼　阳关 足三里
	腿脚转筋	承山　然骨
	膝外酸痛	腰阳关　阳陵泉　侠溪
	膝内酸痛	膝关　太冲　中封
	腿膝酸痛，难以站立移步	环跳　风市　阴市

2. 按病证分类

证类	证候	处方
感冒	风寒感冒	天柱　风池　大椎　曲池　合谷 列缺　复溜
	风热感冒	大椎　风门　肺俞　曲池　合谷 鱼际　太溪
	兼见：头晕头痛 高热无汗 鼻塞流涕 咳嗽	加：太阳　风池　太冲 加：陶道　或复溜、太溪 加：迎香 加：天突　尺泽
中暑	转型（阳中）	手十二井　金津　玉液放血，再针 百会　风府　大椎　风池　太冲
	重型（阴中）	灸神阙（隔盐、姜）气海
眩晕	肝阳上亢	百会　内关　合谷　足三里 三阴交　太冲
	血虚眩晕	①五脏俞加膈俞方 ②百会　神庭　中脘　气海 内关　足三里　三阴交
	肾阴亏损	①肾俞　志室　复溜 ②关元　中极　太溪
	湿痰内阻	百会　神庭　中脘　章门　内关 阳陵泉　足三里
咳	风寒咳嗽	列缺透太渊 或：大椎　合谷　鱼际
	外感风热	①大椎　曲池　合谷　鱼际 ②大椎　风门　曲池　合谷

续表

证类	证候	处方
咳	痰热内盛	①肩髃　曲池　内关　鱼际 ②曲池　合谷　大椎　鱼际
	水饮停肺	大椎　内关　列缺
	气逆上冲	俞府　云门　巨骨
	阳虚作咳	肺俞　太渊　鱼际　太溪
	湿痰作咳	①尺泽　阳陵泉　足三里　丰隆　三阴交 ②天突　俞府　乳根　中脘　足三里
	肺燥作咳	鱼际　太溪
	气虚作咳	肺俞　太渊
喘	肺虚作喘	肺俞　太渊　中府　太溪
	肾虚作喘	气海　复溜　俞府　云门　肾俞
	外感寒邪	①大椎　曲池　合谷　鱼际 ②风门　肺俞　合谷　列缺　灸肺俞
	痰火郁结作喘	①肩髃　曲池　合谷　鱼际　太溪 ②天突　俞府　乳根　中脘　足三里
	水饮冲逆作喘	中脘　尺泽　列缺　内关　大椎
	上盛下虚作喘	列缺　俞府　云门　内关　三阴交　复溜

续表

证类	证候	处方
喘	气虚作喘	针天突 璇玑 灸膻中 气海
呃逆	实证	中脘 气海 巨阙 内关 足三里
	虚证	中脘 气海 关元 三阴交 太溪 足三里
	胃火上逆	天突 中脘 巨阙 关元 章门 足三里
呕吐	寒吐	中脘 内关 足三里 公孙
	热吐	先刺金津玉液 少商 商阳 中冲放血，再针劳宫 足三里
	肝火犯胃	合谷 中脘 天枢 足三里 阳陵泉 太冲
胃脘痛	虚寒证	上脘 中脘 下脘 通谷 天枢 足三里 并灸中脘
	实热证	只针不灸，穴位同上，用泻法
胃肠炎	实热证	①先刺手足十二井或手足十宣 金津 玉液放血 曲池 委中 ②曲泽 委中放血再针中脘 天枢 足三里
	虚寒证	中脘 气海 关元 三阴交 委中 肾俞 阳陵泉 承山 灸神阙（隔盐）
泄泻	水泻	下脘 天枢 内关 下廉
	寒泻	中脘 足三里 三阴交 灸神阙

续表

证　类	证　　候	处　　方
泄　泻	食泻	中脘　天枢　足三里
	火泻	①曲池　内关　委中 ②曲泽　委中放血
	暑泻	大椎　曲池　合谷　内关　上廉 委中放血
	脾泻	①脾俞　三阴交　大都 ②大肠俞　脾俞　胃俞　肾俞　命门
	肾泻	①气海　关元　复溜 ②肾俞　太溪
消　渴	上消	主穴：金津　玉液放血，曲泽 少商 配穴：鱼际　太溪 或灸关元三百壮，每日十五壮， 二十日止
	中消	1 组：中脘　天枢　内关 足三里 2 组：脾俞　胃俞　大肠俞 大都或大陵　足三里　阳陵泉
	下消	主穴：肺俞　肾俞　膀胱俞　或三阴交 关元　复溜 配穴：三焦俞　阴陵泉　足三里 命门　复溜　涌泉　然谷
水　肿	水肿初起	劳宫　内关　足三里　阳陵泉 隐白

续表

证类	证候	处方
水肿	水肿日久	上廉　气海　天枢　足三里 公孙　三阴交
	实证	尺泽　列缺　合谷　内关　大椎 阴陵泉
	虚证	肝俞　肾俞　气海　足三里　三阴交 复溜　灸水分
	面部	水沟　颊车
	小便不利	关元　水道
前阴病证	遗尿（夜尿症）	气海　关元　中极　曲骨　横骨 三阴交 或：曲骨　水道　三阴交 或：三焦俞　肾俞　膀胱俞 或：内关　中极　关元　曲骨 水道　三阴交 或：肾俞　八髎（上髎、次髎、中髎、下髎）委中　命门
	小便失禁	气海　关元　中极　三阴交 大敦　太冲
	尿闭	三阴交　阴谷　阴陵泉 或：中极　曲骨　阴陵泉 足三里　三阴交　肾俞
	尿血	①气海　关元　曲骨　三阴交 太冲 ②命门　肾俞　志室　委中　涌泉

续表

证类	证候	处方
前阴病证	梦遗	神门　内关　三阴交　太冲　关元　肾俞
	滑精	气海　关元　中极　阴陵泉　三阴交　复溜
	梦遗　滑精	肾俞　志室　灸关元
阳　痿	肾阳虚衰	①灸关元　三阴交 ②肾俞　命门　志室　环跳　灸命门
	心脾两虚	神门　大陵　中脘　气海　三阴交　灸关元
	湿热下注	①气冲　中极　阴陵泉　足三里　三阴交　太溪 ②三阴交　中极　关元　气海 ③命门　肾俞　志室
胸痹心痛	气滞血瘀	①期门　内关　太溪　太冲 ②膻中　巨阙　内关　神门　太冲
胁　痛	肝实	期门　章门　支沟　阳陵泉　太冲
	血虚	上穴加肝俞　膈俞　肾俞　太溪
	血瘀	上穴加三阴交行间
痢　疾	暑湿下痢	合谷　内关　承山　委中放血
	寒湿下痢	阳陵泉　阴陵泉　合谷　三阴交
	久痢	气海　关元　三阴交　隐白
便　血	内伤便血	中脘　气海　天枢　内关　足三里　三阴交
	湿热便血	曲池　合谷　承山　长强

续表

证类	证候	处方
脱肛	实证	百会　脊中　长强　灸百会
	虚证	上穴加曲池　合谷
汗证	阳虚自汗	合谷　足三里　复溜
	阴虚盗汗	阴郄　间使　气海　中极 或：合谷　复溜　关元　风门
心神证候	虚烦不眠	肩髃　神门　三阴交　曲池
	心志不遂 呆疾健忘	百会　神门　涌泉　中冲
	心悸	少冲　神门　内关
	多寐不安	完骨　厉兑　魄户　魂门
	心热不寐	神门　内关　解溪
癫狂痫	癫狂	百会　水沟　攒竹　丰隆 阳陵泉　神门　后溪　少海 阳溪
	痫证	①百会　水沟　神门　合谷　太冲 ②后溪　丰隆　阳陵泉　身柱 ③眉冲　巨骨　上脘　天井
	平时不发作期间	中脘　气海　关元　足三里 三阴交
五脏虚证	心虚	补少冲
	肝虚	补期门
	脾虚	补血海
	肺虚	补侠白　太渊
	肾虚	补阴谷
	真气不足	灸气海
	下元虚冷	灸关元

续表

证类	证候	处方
经带病证	实证痛经	气海　关元　中极　三阴交 血瘀：加血海 气滞：加足三里、太冲 下焦虚寒：加灸关元
	虚证痛经	中脘　气海　关元　足三里 三阴交
	实证经闭	关元　章门　交信　足三里 三阴交　太冲
	虚证经闭	五脏俞加膈俞方
	月经先期（血热）	曲池　内关　三阴交 或：通里　阳陵泉　太冲
	月经后期（血寒）	关元　气海　中极　三阴交
	经血量多	曲池　通里　血海
经带病证	崩漏	中脘　气海　天枢　章门 三阴交　大敦 热者加行间，寒者加灸关元，瘀者加太冲、合谷
	月经不调	八髎（上髎、次髎、中髎、下髎） 委中
	脾虚带下	①隐白　足三里　三阴交　少商 ②合谷　气海　关元　带脉 归来　三阴交
产后病	产后缺乳	主穴：①合谷　少泽　乳根 膻中灸 ②内关　膻中　章门 太冲 配穴：足三里　三阴交

续表

证　类	证　候	处　方
皮肤病	皮肤风毒	灸曲池、血海各二十一壮
	瘾疹	1组：风府　大椎　曲池　合谷　内关 2组：风市　血海　阳陵泉　三阴交 或：曲池　合谷　足三里 三阴交　灸天井（双）各七壮
	红斑（血热）	1组：曲池　合谷　血海　足三里 2组：肺俞　内庭
	丹毒	先刺延伸引头之处，放出黄水恶血，俗称“截龙头”又针龙眼穴，出恶血
小儿病证	内热外感	主穴：少商　商阳　点刺出血　合谷 曲池 配穴：中冲　关冲　少冲　少泽 刺出血
	小儿急惊风	印堂　曲池　合谷　神门　行间 太冲
	高热不退	大椎　曲池　合谷　手足十二井 放血 或：百会　神庭　人中　劳官 涌泉　行间　复溜 或：人中　印堂　内关
	慢惊风	主穴：印堂　隐白 配穴：百会　人中 或：神庭　中脘　气海　章门 足三里 便溏者加灸神阙、天枢

续表

证　类	证　候	处　方
小儿病证	痫风	主穴：手足十二井放血 1组：百会　印堂　人中 2组：大椎　筋缩　均点刺出血
	腹泻	①天枢　足三里　②大肠俞　委中
	呕吐	合谷　内关　左幽门　灸中庭一壮
	纳呆，腹胀	主穴：中脘　合谷　章门　足三里 配穴：大肠俞　天枢　艾卷灸每次3～5分钟
	小儿脱肛	艾卷灸百会5分钟，再刺长强

〔附〕喂针养针法方

王乐亭老医生在雷火神针的启示下，考虑到中药对人体和针具本身的作用，自己拟定了“喂针药方”，其组成如下：

麝香　胆矾　石斛　穿山甲　当归尾　朱砂　郁金　川芎　细辛　甘草节　沉香　檀香　生地　茯苓　白术　人参　鹿茸　磁石

功用：补气活血，益精解毒，喂针养针，防锈增力。

制作方法：按上方共研细末，装入黑绒布袋内，并根据容器的大小、长短（竹筒、笔筒或铜制圆筒）缝制分装，使黑绒布药袋略高出容器为度，将所用的金针，按不同的长度，分别垂直插入药袋上，以利针具的保存。

王老医生自开业后，即一直使用此法喂针养针，保护金针。新中国成立后，参加医院工作后，他所使用的金针均用酒精浸泡消毒，未再使用过“喂针药方”。列此仅供参考，或许有进一步研究的价值。